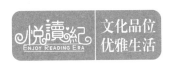

医生

TIANJISHUN
ZHU

是怎么看病的

▶ ▶ ▶

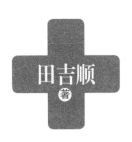

田吉顺

著

青岛出版社
QINGDAO PUBLISHING HOUSE

图书在版编目（ＣＩＰ）数据

医生是怎么看病的 / 田吉顺著. -- 青岛 : 青岛出版社，2015.6
ISBN 978-7-5552-1624-7

Ⅰ．①医… Ⅱ．①田… Ⅲ．①医学—普及读物 Ⅳ.①R-49

中国版本图书馆CIP数据核字(2015)第122852号

书　　名	医生是怎么看病的	
作　　者	田吉顺	
出版发行	青岛出版社	
社　　址	青岛市海尔路182号（266061）	
本社网址	http://www.qdpub.com	
邮购电话	010-85787680-8015　　13335059110	
	0532-85814750（传真）　　0532-68068026	
责任编辑	刘晓艳	
特约编辑	杨　琴	
封面设计	石千千	
版式设计	苏　涛	
印　　刷	三河市南阳印刷有限公司	
出版日期	2015年6月第1版　　　2015年6月第1次印刷	
开　　本	16开（700mm×980mm）	
印　　张	14	
字　　数	150千	
书　　号	ISBN 978-7-5552-1624-7	
定　　价	36.00元	

编校质量、盗版监督服务电话　4006532017
青岛版图书售后如发现质量问题，请寄回青岛出版社出版印务部调换。
电话：010-85787680-8015　　0532-68068638

目 录

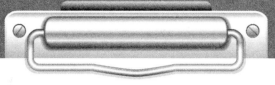

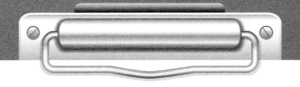

第二章　医生说话不可能百分百

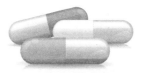

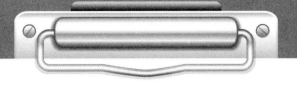

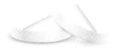

第三章　现代仪器只能提供参考

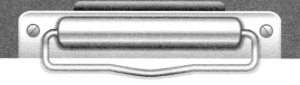

第四章　医生是靠什么做出诊断的

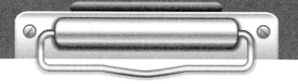

第五章　医生总有一颗怀疑的心

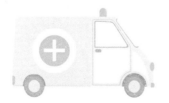

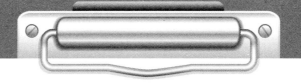

第六章　每次就诊，都是医患之间的缘分

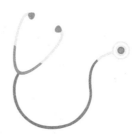

写这本书的时候，我刚做爸爸不久，作为一个见惯了分娩和手术的妇产科医生来说，自己老婆生孩子时候的惊心动魄，至今还历历在目。

老婆一直在跟我念叨，说她一定是女人怀孕生孩子里头最不顺的。从怀孕三个月开始，就发现肝功能损伤。用尽了各种治疗方法，肝酶指标还是噌噌地往上涨，最高涨到接近正常值的10倍。早孕筛查高危、妊娠期糖尿病、羊水过多。总之，整个怀孕过程，就是在给老婆上一堂生动的高危妊娠课。她在孕期最经常做的，就是瞪大眼睛，吃惊地说："啊？还有这种毛病！"

而这一切的不顺利，在分娩的那一刻达到顶峰——产后大出血！

老婆孕期最后一次B超，发现羊水几乎没有了，宝宝在肚子里有缺氧的风险，这让我感到措手不及。于是急诊做了剖宫产手术。然后，因为宝宝头太大，位置又高，术中娩头困难，所以，剖宫产术中又用产钳把孩子拉了出来。再然后，就是产后大出血。

也不用放到一百年前，就是我们奶奶生我们爸爸那会儿，女人生孩子，若是出现产后出血，就是在鬼门关上逛一圈，一脚在门里头，一脚在门外头。就是现在，产妇死亡的最主要原因，也是产后出血。而一直到老婆因为出血过多，被送进ICU（重症监护室），身上插满了各种管子之后，我也才意识到——产后大出血这事儿竟然发生在我妻子身上了！

熟悉的抢救流程，更熟悉的被抢救病人！

老婆产后出血开始的一些处理，都是我亲自做的。在医生和丈夫两个角色之间不停地转换了几次之后，我发现自己的大脑逐渐被清空，我不愿去考虑那些抢救无效后的种种可能。到最后，我能做的，只是安慰躺在病床上虚弱的妻子。吴彦祖在《公主复仇记》里的一句台词，用在当时倒是很贴切："我曾经救过很多人，但是如果此刻有人要问，我最想救的人——是你！"

老婆产后出血的原因是宫缩乏力，最后用了宫腔填塞的方法终于基本控制住了。宫腔填塞，就是把纱布塞进子宫里面压迫血管，如果还控制不好，那基本就只有子宫切除这一步了——这是抢救生命的最后一步。

抢救忙活了一夜，老婆出血量超过3000ml，相当于体内超过七成的血。在输了3000ml血之后，血红蛋白也只有7克多，正常人最少有11克。

这还不是故事的结束。

纱布不能一直塞在子宫里面，48小时后是要取出来的，而纱布取出之后，也仍然有继续出血的可能。

取纱布那天，正好是我值夜班。纱布取出之后，血还一直在流，几个小时里又出了300ml，于是继续使用各种宫缩的药物。我不知道接下来会发生什么，也不敢去想会发生什么。

这时候，老婆的闺密，也是我的高中同学，打来电话询问情况。在听我简单描述完过程之后，她在电话里不停地质问："怎么会这样？你不是产科医生吗？整个孕期不是你一直照顾的吗？怎么会羊水突然就没有了？不是你做手术的吗？怎么就大出血了？纱布取了怎么还在出血？你有没有用过药啊？"

这些熟悉的问题，过去很多病人和家属都曾经问过，我会微笑着做解释。但在那一刻，我一直紧张的神经实在是绷不住了，一个人在办公室里，对着电话，哭出声来，不停地回答着一句话："我不知道，我不知道，我不知道……"

最终，我还是幸运的，最可怕的一幕没有发生，出血渐渐止住。现在，老婆身体已经恢复。

看完我的故事，你看到一个无力的医生，一个面对自己最爱的女人，却只有流泪的医生。而遗憾的是，其实，在很多情况下，医生都是无力的。

曾经给一个宫内感染的病人做引产。这是一个36岁试管婴儿的孕妇，双胞胎，因为阴道出血住院保胎。患者年龄比较大了，第一次怀孕，又是试管婴儿，双胞胎，所以我们也非常积极地一心想把孩子保下来。无奈天不遂人愿，到了怀孕25周的时候，已经明确宫内感染，并且血培养阳性，提示败血症，再继续妊娠，恐怕大人也要因感染性休克而危及生命了。于是我们劝她放弃，早一点儿引产终止妊娠。经过反复劝说，孕妇终于同意放弃。她痛哭流涕地说："都是我不好，都是我的错，我对不起我的孩子！他们太可怜了，我对不起他们！"我想我可以理解一个准妈妈对自己肚子里孩子的感情，但是我得纠正她："这不是你的错，你一点儿错都没有，你也没有对不起你的孩子。再继续妊娠，你自己的命都要没有了，你只能放弃，但是，这不是你的错。不是说所有不好的结局都能找到一个犯错的人，没有人犯错也可能会有不好的结局。有生命结束了，不是说就一定是有人犯错了。得了癌症或者其他绝症的人，他们做错什么了？他们都没做错什么，但还是会得病。如果一定有谁做错了，那就怪老天爷或者上帝吧，是他们错了！"

之所以让我想到人类的疾病和死亡是"上帝"犯的错，是因为之前做的一台剖宫产手术。产妇因为子宫畸形，担心分娩过程中出现子宫破裂，所以做了剖宫产手术。结果发现，宝宝的右腿膝盖长反了！就是说膝盖的髌骨长到了后面，前面变成了腘窝。旁边的医生看到这个情形，大呼："'上帝'犯错误了！它在造人的时候把腿给装反了！"这种情况以前确实没有见到过，于是我们咨询了儿科的骨科医生，他们认为这种情况应该是因为畸形的宫腔，使胎儿在宫内活动受限，长期压迫造成的膝关节移位，应该可以尝试手术复位。可能你会认为是母亲的错，可是她也不想自己的子宫是畸形的啊，所以，这真的是上帝犯了错！

都说冤有头债有主，当我们碰上不愿接受的结果时，总是有一种归结，就是认为一定有人犯了错误，否则怎么会有这么差的结果！如果人人都能做好自己的事，那么结果就应该是好的。所以，看病的时候就会有两种归结：一种是像那个双胞胎的母亲，觉得自己犯了错；而更多的，则是归结到医生身上。如果病人的病没有被治好，甚至病人死去了，那么就一定是医疗事故；如果发生了误诊，就一定是医生不负责任、玩忽职守。但是，为什么有了不好的结果就一定是因为某个人犯了错误呢？人人都做好自己的事，结果就真的应该是好的吗？如果是上帝犯错了呢？以人类的渺小，又怎么可能挽回上帝的过失？

经历过无神论的全面教育之后，我们拥有了人定胜天的万丈豪情，我们坚信人类是这个世界的主宰。我这里也不需要你相信上帝，只是在自然面前请保持人类的谦卑。面对疾病，医生和病人是一样的，还都是弱小的人类！

目前看来，其实医生的实际作用并不大，他们也不过就是在人类身体运行出现紊乱时，用点小手段，来帮助人体重新回到正轨。比如用药物治疗，针对某一个异常的环节，利用药物纠正这个异常。但是，药物缺乏自我识别和协调能力，它在纠正机体异常的时候其实也给机体运行带来了其他异常，这就是药物副作用，然后我们再利用机体的自我协调能力，纠正本来的和药物带来的各种影响，使身体重回正轨。手术也是一样，无论手术大小，最终都是通过机体的自我修复和协调能力，使病人术后康复。所以，以目前的医学水平，最终让你重获健康的不是医生，而是你自己的身体，医生就是帮把手而已。医生绝大多数时间不是"治"人，而是"帮"人。

从老婆闺密的质问中，可以看到民众对医生的期望。而美国首位分离结核杆菌的特鲁多（E.L.Trudean）医生的墓志铭，却告诉你医生的无奈：偶尔去治愈，常常去帮助，总是去安慰（To cure sometimes；to relieve often；to comfort always）。

患者所期望的和医生能做的之间总是有着巨大的差距，一个只能尽量缩小却总也不会消失的差距。而这本书，就是要告诉你，医生其实是做什么的。

医生的培养过程是漫长的，要学习大量的专业知识，包括生理、病理、解剖、组胚等基础学科和内外妇儿等临床学科。就像周星驰主演的《鹿鼎记》中，陈近南要传授给他绝世武功，那本叫作《绝世武功》的书其实只是个目录而已，真正的绝世武功秘籍却有一堆，陈近南看了三年，练了三十年。而对于医学这一门绝世武功，无数前辈也都花费了数十年的心血，我这本小书连个目录都算不上。医学生们花了五到八年学习医学知识，几十门的专业课程，动辄成百上千页的课本，就算是简简单单介绍各个医学术语，也不是一两本书就能完成的。而且，即使是知道了那些术语，也不过都是些死知识，没有相关的知识框架，也难以形成系统的体系。

　　要想比较快速地涉猎一个领域，比较好的方法，就是由领域内的专业人士结合该领域具体问题，做出提要钩玄的说明，直接讲明主要内容，再根据自己已有的知识，就可以对这个领域形成较为系统的认识。而医学内容纷繁复杂，在如此浩瀚的内容中进行选择、取舍，实在不是一件容易的事。这本书不是医学专业知识或者医学术语的普及，而是想通过一些实例来说明医生所进行的每一个医疗活动，所做出的每一个医疗决策，他的依据是从哪里来的，医生做出医疗决策的时候，是以什么方式整合这些专业知识的。

　　这本书分为四个部分，第一部分介绍医生可以做些什么（更确切地说是没办法做什么），以及一些应当了解的概念，比如药物治疗和手术治疗的一些相关知识；第二部分介绍医学统计学和临床诊断学的几个相关概念，这些是医生对专业知识进行整合的基础，尤其是临床统计学，它是医疗决策所依据的数据来源，这些数据无法做到对事实绝对精确的描述，决定了医生总是会有犯错的可能；第三部分介绍诊断和治疗的相关思路和原则，其中重点介绍循证医学的原则；第四部分介绍生物—心理—社会医学模式和医学伦理学的相关内容。希望通过阅读本书，读者可以对医学有一个大体上的了解，在就诊的时候，可以对医生的一些做法有所理解。

第 一 章
医生看病不是修电脑

我们渐渐明白，我们对那些真正有用的东西所知甚少，我们无力改变我们潜心研究的疾病中大多数的进程，尽管医学表面看起来是一个有学问的职业，但它实际上是一个极为无知的行业。

——**刘易斯·托马斯**（Lewis Thomas）

《**最年轻的科学**》（The Youngest Science）

医生首先要请求患者的宽恕。

——**伯格曼**（Ingmar Bergman）

电影《**野草莓**》（Smultronstället）

医生看病不是修电脑

曾经看到网络上有人调侃说："我电脑坏了，找人修电脑，如果没有修好，我可以不给钱，再找一家能修好的。但是看病就不一样了，就算医生没有给我治好病，也照样要收医疗费。"

乍听上去，好像挺有道理的，医生提供的是医疗服务，病没治好，怎么能收钱呢？

但是仔细再想想，就有问题了——类比有问题。

之所以电脑没修好你拒绝付费，是因为你认为电脑肯定能被修好，即使换再多的配件，也能修好。而你之所以认为电脑肯定能被修好，是因为电脑是人造出来的，人知道它的原理。

这时候，你就看出问题来了。不是说人是"上帝"造出来的吗？那么，只要你找"上帝"看病，他没有给你治好病，你就可以拒绝付费。

而如果你是找医生看病，医生是人，不是上帝，那么就不应该相当于找人修电脑，而应该相当于一台电脑找另一台电脑来帮忙维修，那就不能保证修好了。但是，不管修没修好，都费电啊，你得付电钱！

上面的只是些玩笑话，但是说明了一个问题。病人来看病的时候，期望值是很高的。他们希望身体出的故障，来到医生这样的"维修人员"这里，就可以发现问题所在，然后对症下药，药到病除，再不济，顶多换个配件、做个手术嘛，但应该是能治好的。

但现实显然并非如此。医生不像电脑维修人员那样，非常清楚电脑内部的各种元件，了解电脑运行的各种原理——毕竟，"上帝"他老人家在造人的时候，没有随手写一本人体构造及使用手册，更没有向医生发放人体维修指南这样的秘籍。所以，不要说修理了，就连能不能发现毛病出在哪儿，可能都是件难事儿呢！

疾病是怎么诊断的

还是拿修电脑来类比。电脑出了故障，找人来修，总要先知道哪里出了问题，出了什么问题，这在医学上，就是做出诊断。

要说诊断，可不是那么简单的一件事，一个工作了十几年的内科医生，他的价值体现可能就在一个诊断上——你总要先明确问题，才能谈治疗。

我一哥们儿，前不久在单位体检中发现甲状腺上长了几个小结节，这让他很是焦虑，给我打电话。他说其实去年查体的时候就发现一个了，医生让他三个月后再复查。单位同事说好多人甲状腺上都有结节，不用害怕，所以他就没当回事儿。结果今年再体检，发现结节多了，而且还增大了，听医生那意思，好像还有可能是恶性肿瘤。他心理压力马上就大了，先是在本市的几家三甲大医院看，后来又托人去北京301医院和协和医院挂专家号，当然，也不忘咨询一下我这个老同学。他最大的疑问就是——
"我到底是不是得癌了？"我说："这可不好说，没拿到病理结果谁敢保证啊。"他说："就是啊，几个大医院的医生也这么说，就靠个B超也不能确定，可问题是要拿到病理结果就得开刀，开刀的话我整个甲状腺就全都拿掉了。万一不是癌呢？要不是癌，我甲状腺没了，后半辈子就全得靠吃药过日子了啊。"我说："哥们儿，确实没办法，你胆儿大就赌它没事儿，就放那儿，可万一要是癌的话那就耽误了。我胆儿小，换我的话肯定去做手术，以后吃药是麻烦一点儿，养成习惯也就好了，就跟每天刷牙一样，习惯了就不觉得麻烦了。"他说："合着为了得个诊断，我还得先来一刀？"

诊断还没完全明确，就先给开一刀，把发病器官切除，这种事在临床上还真不少见，因为明确诊断还真不是件容易的事。我们来看看疾病是怎么诊断的。

疾病的诊断，最先想到的就是自己感觉到什么不舒服，或者体检的时候查出了什么问题，然后就把这个不舒服诊断为疾病了。比方说高血压，诊断说起来很容易，正常人血压是这么高，你比正常人高，你就是高血压了。但是说不容易也不容易，因为正常人平时血压也会有波动，不可能一辈子只维持在一个血压上面。那到底血压多高是正常呢？又要高出多少才算是高呢？这就需要医生们研究血压波动的机制，并且统计正常人的血压值，还要规定测量血压的方法，然后划定一个值，高于这个值的就诊断为高血压。

在诊断的时候，除了这样直接对症状诊断，更多的还是想明确这个病到底是什么；要知道这个病是什么，最好能知道为什么会有这个病，这就是病因学。当你能明确病因的时候，就能够了解这个疾病的本质了，就可以寻找针对病因的治疗，至少有了努力的方向。所以，病因学诊断应该是最好的诊断。

比方说肺结核，它指明了起病的器官、疾病的性质（炎症），更重要的是，它点明了炎症的病原体是结核菌。这样就好办了，用抗结核药物就

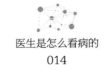

能治病。

但很遗憾的是，很多疾病要想得到病因学诊断是很困难的。很多疾病，或者说大多数疾病的病因，现在还不知道。于是退一步，能获得病理学诊断也是不错的，至少比只是大体地进行症状诊断要精细得多。比方说我前面提到的那个高中同学，他所要的就是一个病理诊断，要么是手术切除的标本，要么是取活检标本。而这个诊断的标准，对组织和细胞的镜下表现都有严格的要求，比方说显微镜下的细胞是什么样的、细胞核的大小，都有严格标准。

但是有些疾病的起病过程是很长的，疾病所处的时期不同，结局和治疗方法也不同，所以大家又会在疾病诊断基础上再加一个分期诊断。比方上面说的癌症，只是知道一个癌症还不够，到底是到了哪一期了，也很重要，所以还有个分期诊断。多数肿瘤分期诊断是按照TNM分期，就是根据肿瘤大小、浸润范围、淋巴结转移和远端转移情况来分期。因为肿瘤的大小、浸润范围，是否淋巴转移或者远端转移，对肿瘤最终的结局影响很大，所以医生就根据这些方面的数据，来细分不同期别。

前面提到的这些诊断都还算是比较明确的。而实际当中还有很多疾病，既找不到病因，又没有病理，而且病人不正常的地方有太多（不局限于一个脏器或者一个系统），这时候就比较麻烦了。

这里先解释一个"一元论"的概念。就是说一般情况下，不管病人的临床表现有几个，比方说这个病人同时有头疼、肚子疼、发烧等症状，都尽量用一种疾病来解释。你不能说头疼是头的诊断，肚子疼是肚子的诊断，发烧又是发烧的诊断。而是希望用一种疾病诊断——比方说是不是某种寄生虫的多脏器表现——来最终解决问题。这是临床诊断的一个常用原则，在第四章中会有详细解释，这里就先不多说了。

　　像前面说的，临床表现分散，我们又希望能用一元论来解释问题，这怎么诊断？最典型的是系统性红斑狼疮。西方有句话叫"lupus can do everything"。系统性红斑狼疮是一个全身性的自身免疫性疾病，全身各个脏器都可以有临床表现，又没有搞清楚病因是什么。于是医疗界决定，在临床表现、体征、辅助检查的11项里，符合4项或以上的就能诊断。这也是临床上一些"综合征"的诊断方法。

　　所以你看，诊断也是一门学问。在很多内科医生眼里，很多诊断都很有点寻找蛛丝马迹的线索破案的味道。医生总是不满足于症状上的诊断，因为这对治疗的指导意义不强，而更希望能获得病因学的诊断。但病因学诊断可不是那么容易获得的。很多人可能就是因为发了几天低烧，就被医生收进去住院了，住了好几天院，做了各种各样的检查，到头来，究竟为什么发烧，医生可能还是说不出个所以然来，这种情况也并不少见。病因学诊断一点儿也不简单！

病因可不简单

病因这东西说说其实挺简单，就是得病的原因，但要想获得真相其实很难。你怎么能证明某个事件就是某种疾病的原因呢？因果关系问题，这是个哲学问题啊！

你打开开关，电灯就亮了，关掉开关，电灯就灭了，经过反复试验发现，"开开关"和"电灯亮"是有因果关系的，而且是充分必要的条件，说明因果关系很强。但是，"开开关"却不是"电灯亮"的唯一原因，比如前提是要有电，电路是通的也是条件之一，同时灯泡必须是正常的，如果这些因素有问题，也会影响电灯是否会亮。所以，一个结果应该是由一组原因影响生成的。

疾病的发生是一个很复杂的过程，也不是由一个特定原因造成的。医学上对病因的定义是，使人群中发病率升高的因素就是病因，如果其中一个或多个因子不存在时，人群中疾病发生频率会下降。这是一个概率论的因果观，使结果发生概率升高的事件就是一定程度上的原因，医学上通常把这些和疾病相关的因素称为危险因素。

为了搞清楚一个疾病的发病原因，医学上可能还会找到很多的"诱因"，但还是没法明确"病因"。疾病的诱因是什么？**诱因就像是作案动机，存在诱因不等于一定得病**，就好像有作案动机不一定就会犯罪一样。譬如看到一个人很有钱，也期望得到很多钱，这就可以算是有了杀人的动机了吗？但是，大多数情况，看见比自己有钱的人，顶多是羡慕嫉妒恨，而很少有人会挥刀杀人的。真正见财起意谋财害命的，除了这点儿动机之外，肯定还有别的原因或者前提条件，比如此人性格上的因素，或者是不寻常的经历等。在不询问本人的情况下，要想非常明确清晰地了解一个人犯罪的真实心理变化，还是非常困难的。恋爱过的人都知道，仅仅通过外在表现，你是很难猜透对方实际在想什么的。疾病也是一样，仅仅存在诱因，你还不能判断就是得了这种病，诱因甚至连必要不充分条件都算不上。由于对疾病诱因的了解有限，所以，就算你不存在某种疾病的诱因，也不能排除就不会得这种疾病。从诱因到疾病之间，一定还存在什么其他的事件。

前面已经提到，一个结果的发生应该是由一组原因造成的，那么当出现一种疾病的时候，应该是有多个病因参与，这些病因又可以分成不同的类型。比如，根据必要条件和充分条件的观点，也存在必要病因和充分病因。再比如，如果病因a→病因b→疾病，那么就称病因a为间接病因，病因b为直接病因，或者叫作近端病因。例如高血压、肥胖可以是某些心脑血管疾病的病因，两者关系密切；而不健康饮食、缺乏体力锻炼又可以看作高血压、肥胖的病因，相对某些心脑血管疾病来说就比较"远端"了；还有更远端的经济文化因素对饮食和生活方式的影响，也可以被看作间接病因。所以，间接病因越远端，和疾病的关系越不是那么直接和明确。

有一个著名的实验，证明青蛙的耳朵是长在腿上的。实验方法是，对着青蛙喊"蹦！"它蹦了。你把青蛙腿切掉，然后喊"蹦！"它不蹦。于是证明，青蛙的耳朵长在腿上。

看完这个实验，可能你觉得这很可笑，因为你早就知道这个结论是错误的。但是，面对医学上的问题，不是上帝的我们，可就没有那么全知全能了。我们面对的，是大量的充满迷惑性的数据，让你以为"啊，我找到这个疾病的病因（危险因素）啦！"而事实上，你可能只是发现了长在青蛙腿上的耳朵。

其实，就算是明确一个危险因素，也是很困难的事情。

羊水过少和产后出血

现在回过头来，看看前言里提到的，我老婆的闺密在电话里不停质问的问题：羊水怎么就没了？怎么就大出血了？我当时只会说"我不知道"，但实际上，我还是知道一点儿的。

先说说羊水过少。

羊水过少是孕期很常见的一种异常。我们人类出生前，是泡在羊水里的，而这个羊水，不是一潭死水，而是像小学应用题里的水池那样，一边有进水管，一边有出水管，而且还要同时开放！就是说，这一池水是动态变化的，既在不停地产生，又在不停地被吸收回去。

进水管，就是羊水生成的渠道，主要是胎儿的尿，同时胎儿的肺也会参与羊水生成。而胎儿要产生尿，得通过胎盘，从母亲身上获得液体，所以，胎盘是总进水阀门。出水管，就是羊水被重新吸收回去的渠道，一半的羊水通过胎膜直接吸收回去了，同时胎儿也会吞咽羊水——所以，你看，人不是吃屎长大的，确切地讲，是喝尿长大的，喝童子尿长大的！

知道了水池里水的来源和去路，那么如果池子里的水多了或者少了，就可以从来源和去路上找原因。比方说羊水过少，原因总归是两方面的，

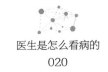

一个是进水管进去得少了，一个就是出水管出去得多了。

进水管方面的问题，总阀门在胎盘，那么如果存在各种原因造成的胎盘功能下降，就会造成羊水过少。总阀门正常，但是上游出现问题，比如母亲脱水，或者血容量不足，也会使羊水过少；胎儿可以从胎盘获取足够的液体，但是胎儿泌尿系统有问题，小便排不出来，或者排出来的少，也会造成羊水过少。这是进水管的问题。出水管呢，如果这个池子漏了，那么羊水损失得多，就会羊水过少，这就是胎膜早破。

看上去好像对羊水过少的原因已经挺清楚的了，但实际上，还是有一部分不明原因的羊水过少。像我老婆这样，到了预产期突然羊水过少，也只能用胎盘功能的急剧下降来解释——也只是一个解释而已，于实际帮助不大，因为不管你怎样解释，事情还是发生了，为了孩子安全起见，剖宫产是逃不掉了。

再说说产后出血。

前面已经说过了，产后出血，是产妇死亡的最主要原因，发病率为2%~3%。但是，因为产后出血量的收集和测量很困难，估计出血量主观成分比较大，有说法认为可能估计出血量只是实际的一半，所以，实际的发病率可能更高一些。

产后出血的四大原因，即使不是产科专业医生，医学院大三的学生也能背得出来：子宫收缩乏力、胎盘因素、软产道裂伤、产妇凝血功能异常。而且，这四大原因并非独立存在，而是互相影响的。

其实，这里的原因，都是直接原因，你还要再深究一步，比如说子宫收缩乏力，这是产后出血最常见的原因，那子宫收缩乏力的原因又是什么呢？为什么常见呢？

于是，大家又找到了很多高危因素，比如产妇精神的紧张、体力消耗过多、产程时间过长、胎儿过大或者多胎引起的子宫肌纤维过度伸展等。但这都是高危因素，而并非一对一的病因。而对于我老婆来说，我能想到的唯一的高危因素，可能就是剖宫产手术了。而且，在术中术后都用了各种收缩子宫的药物，结果还是大出血。

这时，就会有一句话萦绕耳边：医者不能自医啊！

药物的副作用——伟哥其实本来是个失败的产品

现在你看，有些病因我是知道的，但是知道了又怎样？最后还是羊水过少了，还是大出血了。这就又是个问题了：本来能知道的病因就不多，有些疾病，就算是知道病因，它该发生还是要发生的，可能你都没办法去阻止它，甚至有些疾病，发生之后，可能也没办法去处理它。

说到疾病的治疗，最容易想到的两种方法，就是吃药和做手术，那么就来看看这两种方法。

一说到吃药，尤其是西药，大家脑子里会迅速闪现出三个字：副作用！且不说是不是能药到病除吧，单单一个副作用就够受的了，我这毛病还没治好呢，您这又添新问题，葫芦还没按下去呢，瓢又起来了。那么就先说一说副作用。

主要是介绍几个概念：

药物的不良反应（adverse drug reaction）：这是西医药理学的一个概念。我们知道，用药是为了治病，就是说用药都有它的治疗目的，而用药之后，不符合它的治疗目的，给患者带来不适或者危害的反应，就是药物的不良反应。药物的不良反应包括很多种类，这里主要说一下副作用和毒性反应。

副作用（side reaction）：是指药物在治疗剂量内时引起的不良反应，就是说虽然是治疗剂量，但是与药物的治疗目的无关，反而给患者带来了不适和痛苦。一般情况下，副作用的不适感是轻微的。

为什么治疗剂量下的药物会有治疗目的以外的作用呢？这跟药物的选择性有关。讲到药物的副作用，给人最直观认识的就是阿托品。人体内有一种胆碱受体，广泛存在于体内很多脏器，阿托品这种药物可以阻断胆碱受体，所以阻断胆碱受体就是阿托品的药理作用。我们在用药的时候，就是要利用药物的这个药理作用。比方说有人胃肠道痉挛绞痛，这种平滑肌的痉挛就是胆碱受体的作用，于是我们利用阿托品阻断胆碱受体以缓解痉挛，解除疼痛，这时候，缓解胃肠道平滑肌痉挛就是阿托品的治疗作用。但是前面提到了，全身很多脏器都有胆碱受体，阿托品并不只是单纯作用于胃肠道平滑肌，亦作用于心肌上，那么心肌的胆碱受体也被阻断掉了，于是就会出现心动过速，这时候心动过速就成了副作用。所以，副作用是由于药物选择性低引起的，是药物本身所固有的作用。

其实，"副作用"就是一个名字，只要是在药物正常剂量下，产生的和用药目无关的反应，都可以称为副作用。就好像同样是间谍卧底，如果是敌人安插在我们内部的卧底呢，我们称为"特务"，而如果是我们安插在敌人内部的卧底呢，我们称为"地下党"。这就是个叫法而已，工作性质是一样一样哒！药物副作用呢，就有点像"特务"，而药物的治疗目的就是"地下党"，其实都是这种药物本身的药理作用。

比如对于阿托品来说，它可以缓解胃肠道平滑肌痉挛，同时又可以加快心率，那么当我们需要它缓解平滑肌痉挛的时候呢，加快心率就是"特务"；而当我们需要它来加快心率的时候呢，这就又变成"地下党"了。

关于药物副作用，还有一个比较有意思的故事。有一种叫作枸橼酸西地那非的药，具有扩血管作用，研制之初是打算治疗心血管疾病的。药物进入临床试验之后发现，治疗作用并不理想，副作用却相对明显，一个比较严重的副作用就是，很多男性会出现勃起现象。心血管疾病的临床试验者以老人为多，你想，一老大爷，本来吃药是治疗心血管毛病的，不承想吃了药，毛病没怎么好，结果当众勃起了，确实是挺尴尬的事。于是，研发人员认为临床实验失败了，因为它的治疗作用小于副作用。但是，很多男性老年被试者，用了这药觉得是个好药，甚至不愿交出剩余的药，因为可以提高性生活质量。于是制药公司干脆调转枪口专攻下三路，再次临床试验以后，顺利上市。现在，这个药俗称"伟哥"。

毒性反应（toxic reaction）：一般是用量过大或者用药时间过长所造成的严重不良反应，也有些人可能因为机体对药物过于敏感，剂量不大也出现毒性反应。比方说，大多数的化疗药物本身都有致癌作用，而且大多有肝肾毒性。

这样介绍后大家就可以理解，药物的副作用和毒性反应其实是两码事儿。因为药物选择性的问题，所有药物都有副作用。但是，既然药物可以上市被用于临床，就说明经过了临床反复试验的验证，其副作用都是可以控制在可接受范围内的。

炎症——一个硝烟弥漫的战场

前面讲了很多，让人感觉，好像医学在处理问题上是如此无能。那么，下面就说一个让人提气的吧！这就是医学上针对病因研究和治疗的经典之作——抗生素！

大家都知道，抗生素就是"消炎药"，那么就先简单说说什么是"炎症"。

炎症是一个病理学的概念，是机体组织对抗损伤的一种防御反应。所以，首先要认识到，炎症不是什么坏事儿，它是你自己身体的一种自我保护反应。

就好像有敌人来侵略你，当你发现以后，就要调动自己的军队，从四面八方的道路上集结过来，设立阵地和敌人交火，抵挡侵略，那么这就是炎症反应了。敌人的军队就是导致炎症发生的致炎因子，你调动的军队就是血液里的各种细胞和抗炎因子，道路就是血管，交火的地点就是炎症发生的地方。

打仗交火不是玩潜伏，玩潜伏那是肿瘤们干的事儿，悄无声息，比较阴险。炎症反应那可是真刀真枪，硝烟弥漫，战场肯定和其他地方不

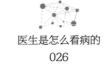
一样，所以，炎症的局部会有所表现，最常见的就是五条：红、肿、热、痛、功能障碍。

炎症发生的时候，局部战场要运送很多兵力，所以血管扩张、充血，血流速度增快，使组织变红，温度升高；同时血管的通透性增加以利于血液成分进入周围组织，所以局部会肿胀；如果肿胀压迫、刺激到神经末梢，就会感觉疼痛，而且有些炎症因子本身也会引起疼痛；假如这场战争正好发生在你的重要"城市"，比方说鼻黏膜，那么就可以出现鼻塞，使你呼吸不畅，出现功能障碍。同时，局部战争可以引起全局的变化，所以，一个部位的炎症反应，可以在全身有所表现，比较常见的就是全身发热和外周血里血象的变化。

再简单说说可以引起炎症反应的一些原因：有生物性的，比如细菌、病毒、寄生虫等；有物理性的，比如机械损伤、烫伤、冻伤、激光、辐射等；有些化学性的，比如某些化学物质的接触或者药物接触；还有就是免疫性的，这个免疫性，除了对外来抗原的免疫，还有一些人的自身免疫系统出现问题，识别不了自己的组织，就是错把自己人当成敌人，发生了炎症反应，导致自身免疫疾病的发生，比较有名的有类风湿关节炎、系统性红斑狼疮。而引起炎症反应最常见的原因就是生物性的原因，这些由生物性的原因引起的炎症反应，我们就称之为感染。

了解了什么是炎症，就可以说说消炎药了。虽然炎症反应不是什么坏事，但是会引起人的不舒服，像前面说的会觉得疼，会出现功能障碍，那么有时候我们也需要把炎症消退下去。

消炎药这种叫法很笼统，只要能让炎症消失的药，你都可以叫作消炎药。而让炎症消失的方法有很多，能够避免战争或者结束战争都算是让战争消失了。比方说从病因上来看，我只要不让敌人来侵略，那就不会发生战争了，最常见的，就是针对细菌感染的抗生素。另外，也可以不是针对病因，而是仅仅针对炎症反应本身，就是针对这个战场，把炎症因子都抑制下去，或者降低血管的通透性，就是说你缴了自己军队的械，战争也结束了，然后快速打扫战场，那么也可以说是消炎了，像解热镇痛类的药物就属于这一类，比如阿司匹林、吲哚美辛、扑热息痛等，还有像糖皮质激素也有减轻炎症反应的作用。

但是很显然，一发烧就用退烧药，一痛就用止痛药，这是肯定不行的，这一类的抗炎药物是不能随便用的。因为消炎的机理是通过缴了自己人的械来实现的，那如果敌人继续入侵怎么办？那就太危险了。所以，如果能有针对病因的药，那是首选。当然，像前面说的自身免疫性疾病，把自己人当敌人了，那也就只好用糖皮质激素类的药物来对抗炎症了。

上面讲了这么多类消炎药，但是大家平时讲到的消炎药，就是特指抗生素。抗生素因抗菌谱的不同，对细菌又有抑菌和杀菌的不同，依其化学结构又可以分为好多种类。平时我们经常见到的像"头孢""青霉素""先锋"就都是属于β-内酰胺类的抗生素，一般抗菌谱比较广，副作用小，但是发生过敏的相对多一些。

关于抗生素，还有一个常见话题，就是滥用问题。我们用抗生素杀灭细菌，细菌也不是坐以待毙，它们也会想尽办法，通过变异，来不断进化、完善自己，逃避抗生素对它的伤害。于是，我们也在不断研发新的抗生素，来对抗变异的耐药菌。这就是人类和细菌之间的战争。目前看来，似乎细菌的变异还是比较快的，所以，我们要控制抗生素的应用，不到万不得已，不去刺激它们，减少对细菌或病毒的刺激，也就拖延了它们变异的进程。另外，抗生素作为药物，在体内也有选择性的问题，只要在抗菌谱范围内的细菌，它全能杀，那么一些体内存在的正常

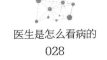

细菌，可能也会受到破坏，所以，长期使用，会造成体内的菌群失调，导致真菌感染。所以，虽然抗生素是针对细菌感染的特效药，但也应有所节制，不能滥用。

华佗为关羽刮骨疗毒有手术指征吗?

前面讲了吃药这种最常见的内科治疗手段，下面就要说一说手术了。

在外行人眼里，外科医生的形象，可能还是比较英姿飒爽的，至少在我读医之前是这样想象的。无影灯，手术刀，汗流满面锁眉梢；飞针走线，刀风瑟瑟；开膛破肚，血染衣衫……等一下！这好像是很多影视剧里的场景，那么实际的手术又是怎么样的呢？

要说起外科手术，可谓源远流长，比如我们知道的，一千多年前，就有华佗为关云长刮骨疗毒的传说。好，我们就从这关二爷说起！

说起刮骨疗毒，可以用惊天地泣鬼神来形容，后人们都在传诵武圣关羽的英雄气概、神医华佗的妙手回春。可是，刮骨疗毒是要开刀的，那么大家有没有想过，要治这个箭伤，一定要开刀吗？单纯用药不行吗?

《三国志》里是这么描述的：

羽尝为流矢所中，贯其左臂，后创虽愈，每至阴雨，骨常疼痛。医曰："矢镞有毒，毒入于骨，当破臂作创，刮骨去毒，然后此患乃除耳。"羽便伸臂令医劈之。时羽适请诸将饮食相对，臂血流离，盈于盘器，而羽割炙引酒，言笑自若。

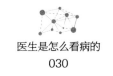
你看，"后创虽愈……"，箭创都已经愈合了，只是阴天下雨的时候疼痛，就算箭头有毒，难道没有解毒的内科治疗方法吗？比方打针、膏药之类的？当然，这些问题，英雄的关二爷是肯定不能问的，问了就怂了。不就是"破臂作创"嘛，不就是刮骨去毒嘛，动手就是了，爷皱下眉头都不算好汉！

但是，当初神医华佗确实是只给了一种治疗方案，就是手术，却没有告知有什么替代方案。如果是我们这些远没有关二爷英勇的俗人，就要多问那么几句了——如果不开刀，行不行呢？

这，就是手术指征的问题了。

如果把疾病看作敌人，治疗疾病看作和敌人战斗的话，那么内科医生更像是谋士，像诸葛亮一样运筹帷幄之中，决胜千里之外，通过指挥各种药物来对抗疾病。而外科医生则像是将军，像儒帅周瑜一样，既要对战局有所谋划，又要自己披挂上阵，亲自操刀杀敌。对于一场战事来说，将士们武艺高强作战勇猛固然重要，将军的武力值固然是战斗胜利的有利保障，但和敌人短兵相接的肉搏战已经是整个战事的最后一步了，战斗之前的决策，如何保证在正确的时间、正确的地点和正确的敌人交战，可能比最后的战斗更加重要，因为如果决策失误，纵然是以一当百的猛士，恐怕也要赔上性命。对于一个将军来说，他要考虑的可能不仅仅是这么一场战斗，可能是整场战役，包括这场战斗结束之后接下来的进一步发展——打仗可不仅仅是体力活，也是要动脑筋的！

外科手术也是一样，开刀不过就是短兵相接的一场战斗而已，还有很多重要的过程和处理并不是在手术室里进行的，我们称为围手术期的处理。

一台手术，看上去只是病人躺在手术台上，医生麻醉，开刀，缝合。

所以，患者可能简单地以为，手术关键的就是手术操作，手要多么灵巧，动作要多么敏捷之类。但实际上，手术从病人上手术台之前好几天就已经开始了。这就是明确手术指征的问题，就是说你这个手术到底该不该做。如果你做了一台没有指征的手术，不管手术做得多漂亮，你都是错的。所以，手术指征应该是手术的第一关键。

为什么这么说呢？我们知道，无论怎样的手术，大到重要脏器的切除、移植，小到皮外伤的清创缝合，都是对人体的一种侵入。不管手术之前身体状况如何，这种侵入的本身，都可以造成机体的损伤，带来出血，诱发感染，如果有麻醉，还有相应的麻醉风险。

所以，**手术本身即是伤害**。

既然手术即是伤害，于是有些病人术前向医生送红包，希望医生能本着"收人钱财替人消灾"的原则，收了红包就可以确保万无一失了。事实当然不是那么回事儿。就连医生本人被做手术，也会担心并发症的发生，就是我自己老婆的剖宫产，也发生了大出血。不管手术是谁做的，或者是给谁做的，也不管术前送没送红包，手术都有发生并发症的风险。这是医学的局限性造成的，是客观存在的，即使送过红包，也是不能避免的。其实，即使不送红包，医生也不会故意不给你做好。医生和你素不相识，远日无怨近日无仇的，干吗要把你往死里整？这种损人不利己的事情，不是一个理性人该做的啊！而且，医生都是看重自己职业声誉的，就算没有任何法律的约束，作为这个职业的从业人员，出于职业惯性也是希望自己的病人有一个理想的结局，从而体现自己的价值，满足自我实现的需求，这是一个双赢的结局，不需要任何术前的红包激励。

正是因为手术本身即是伤害，所以，每个医生在决定给病人手术之前，其实都在问并且回答这么几个问题：

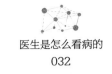
为什么要给这个病人做手术？这也相当于是在问，如果不做手术，还有没有其他的治疗方法？如果用保守的方法，病人的利弊结局差别会有多大？

为什么要给这个病人做这种方式的手术？这也相当于是在问，还有没有其他手术方式，可以损伤更小，或者治疗更彻底？如果换用其他方式的手术，病人的利弊结局差别会有多大？

为什么要在这个时间做手术？这也就相当于是在问，病人现在能耐受得了这个手术吗？如果手术时间往后拖，准备更充分，病人是获益更大还是风险更大？对病人的影响，是更好还是更差？

这些问题，每个手术之前都会被考虑到。而外科学的教科书上，其实很大的篇幅也就是在回答这些问题。把这些问题翻译成医学词语就是：手术的适应证是什么，手术的禁忌证是什么，各种术式的范围是什么，各种疾病应该行哪种性质的手术（是择期手术，还是限期手术，还是急诊手术）。

其实，又何止是手术呢？对于一切的医疗干预，其实都是适用这些问题的。把问题里的"手术"，换成其他的医疗干预方式，比方说用药，比方说各种检查，只要是医疗干预，也都是成立的。而各种疾病的诊断治疗方案，药物、检查的适应证、禁忌证、不良反应，也都是为了回答这些问题。

现在你看，如果我们以现代外科学的眼光，来重新审视一下神医华佗和武圣关羽的这一次医疗活动，就会发现，原来我们的神医在工作中也是存在问题的啊！他老人家在这次治疗过程中，显然没有认真替患者思考这三个问题。前面已经说了，首先，他没有为患者提供替代的保守治疗的方案，即使保守治疗效果差，也应该告知患者吧。其次，就算是手术，难道就只能是"刮骨"这一种手术方式，有没有其他损伤更小的方法呢？最后，患者在这个时间开刀，是不是最佳时间呢？万一身体状况不适，手术造成左臂严重损伤，以后都挥舞不起那八十二斤重的青龙偃月刀了怎么办？如果充分考虑过这三个问题，我们试想一下，有没有可能，为关二爷先用点药，控制一下病情，然后选择一种损伤更小的方式来手术呢？

当然了，即使有替代方案，我想，我们英勇的关二爷恐怕也还是会选择刮骨疗毒，来成就这一段佳话。

"恐怖"的侧切

　　了解了关于手术指征的问题，我们来看一个实际中的例子——会阴侧切。

　　会阴侧切可能是每个打算生孩子的女性都无法逃避的问题。它是在分娩的时候为了不使会阴撕裂而主动对会阴进行切开的一种手术方式，与侧切对应的是会阴正中切开。这都是产科非常常见的手术，在国外也是产科最常见的手术之一。不管是大是小，既然是手术，都会有它的适应证、禁忌证、并发症，所以，网上传说医生不管三七二十一，只要是顺产的都做侧切，这显然是外行拍脑袋臆想出来的。但是，会阴侧切确实是做得有些过度了，这个放到后边说。

　　阴道分娩的时候，总是会伴随着会阴的裂伤，文献报道统计的发生率大约是95%，就是说不发生裂伤是小概率事件，生孩子就是会发生会阴裂伤的。会阴裂伤就是自阴道口下缘，沿会阴体向肛门口裂开。虽然生孩子难免会有裂伤，但也有严重程度的区别。简单说一下会阴裂伤的分度：1度最表浅，就是黏膜损伤，没有达到会阴肌层，出血少，这种情况可以不缝，或者裂口长的话表浅地缝个几针就可以了；2度比较深，达到会阴的肌层，但是肛门括约肌是完整的，出血会比较多，所以2度裂伤都是要缝合的，主要为了止血，盆底结构一般不会受影响；3度裂伤就伤及肛门括约肌了，如果不严密缝合的话，可能造成大便失禁；4度裂伤可以达到直肠黏膜甚至穿破直肠，如果不严密缝合会出现阴道直肠瘘，就是阴道和直肠相通了，这就严重地降低生活质量了。前边说的95%发生裂伤，最多见的就是1度和2度裂伤，缝合之后不会有什么影响，3度比较少见，4度就非常少见了。

既然在分娩过程中会阴裂伤这么常见，那么助产士在接生的时候，胎儿娩出之前，最主要的工作就是保护会阴，尽量不出现3度、4度裂伤。传统观点认为，会阴切开术是避免严重裂伤的保护手段之一。会阴侧切是自阴道口下缘，向侧下方剪开，可以扩大产道的出口，分散会阴体向下的张力，起到保护会阴的作用；缺点是会损伤部分肛提肌，疼痛会比较明显。虽然近些年来对于会阴侧切避免严重裂伤的作用产生了争议，但是，因为会阴侧切扩大了产道出口，可以缩短第二产程时间，所以对于一些胎儿较大或者有产科并发症的产妇来说，就是必须的了。那么，是不是每个顺产的产妇都要做会阴侧切呢？答案显然是"否"。因为这毕竟是一次手术操作，要进行这个手术就应该有相应的手术指征。那么这就要看助产士的判断了，如果助产士经过**评估**，认为不做侧切也不会造成严重裂伤，那么他就完全可以不做侧切。这样，即使是会阴裂伤到了2度，也就跟做侧切结果差不多，如果只是1度裂伤就更好了，比侧切损伤还小，那么不做侧切也是值得的。

这里把"评估"两个字加粗，说明这个词是很微妙的。要评估什么呢？包括会阴条件，估计胎儿体重，估计自己保护会阴的能力等。这些都是很主观的东西，而且估计胎儿体重即使是有二三十年经验的专业产科医生，也可能会有比较大的偏差。那么，如果经过自己的评估，本以为是不会有严重损伤的，没有做侧切，结果真的出现了严重后果，比方说出现了无法缝合的3度裂伤甚至4度裂伤，那么按照医疗事故的判断，这是属于医务人员因为过于自信而出现的主观过失，是属于医疗事故的；而如果做了侧切，即使出现了3度裂伤，因为是完全按照医疗原则处理的，属于因医学局限性而无法避免的损害，医生是没有过失的。再说直白点，就是如果不做侧切，就是医生和病人一起担风险，而做了侧切，医生就不用承担这方面的风险了。试想，医生只是作为一个职业，养家糊口罢了，而为了一个素不相识的人，要去担可能会被这个人送上被告席的风险，那么，出于自我保护考虑，对于那些没有十足把握的病人，很多医生和助产士还是选择了侧切。因此，即使在全世界范围内，都认为会阴侧切是被做得过度了。

其实会阴侧切是损伤不大的手术，和没有侧切比起来，主要问题是短期内的疼痛；而长期影响，比方说性交痛，和没有侧切比起来差别不大，因为不做侧切大多数人也是会有会阴裂伤的。但它反映出一个问题，也是一个世界性的问题，就是过度治疗问题。很多人一提到过度治疗，首先想到的是黑心医生骗钱，即使不是骗钱，也说明医生的"良心大大地坏了"。其实，其根本原因还是医学的不确定性，从而让医疗活动承担了太多风险。很多时候，医生给出的治疗方案就是在拼胆量，恰到好处的治疗方案可能医生本人就要冒比较大的风险，胆子小一点的大概就会选择让自己冒更小的风险但是有些过度的治疗方案了。

手术台太窄了，没有人不紧张！

　　就好像化妆师每天也会把自己的脸蛋描画得漂漂亮亮，高级厨师总有机会率先品尝到人间的极品美味一样，在很多外行人的眼里，医生就是掌握了人体健康信息的专业人士，自然就会身体倍儿棒，吃嘛嘛香。就算是得了什么毛病，也会立马给自己开出特效药，药到病除。万一要开刀了，那自然可以找到手段最高明的医生操刀，保证手术万无一失。总之，只要做了医生，那么你的生命质量就得到了保障。

　　实际上却并非如此。

　　且不说医生的高强度工作实在是无法太多顾及自己的健康问题的。我们就说说得病，医生得了病之后，真的就能比普通人更容易痊愈吗？毕竟医生只是一种职业，不管你是什么职业的，面对疾病，大家都是相同的弱者。如果是普通小毛病，不管谁用点药就都好起来了，医生当然没有什么优势。如果是大毛病，甚至是绝症呢？虽然医生的职责是救人，但如果绝症落在自己的身上，他们也没有豁免权，他们此刻的身份也是病人。而作为医生这种专门与生命打交道的职业，他们会对生命有更多的思考。其中有些人可能会更加看重生命的质量，而不是长度，在治疗的选择上确实会

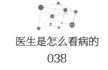
和普通患者有所不同。然而，医生和其他患者一样，医生面对疾病也会担心、害怕。

我的一个麻醉科的同事产后回来上班，我们聊起她做剖宫产手术时候的感受。她说，别看自己给别人打了这么多的麻醉，看过这么多台手术，自己躺在那张手术台上，心里还是紧张的。我问她担心什么，怕并发症吗？她说，有这方面的原因吧，毕竟没有百分之百的把握，总还是有风险的，不过也不单单是怕并发症。她想了想说："这手术台太窄了，只有我一个人躺在上面，没法不紧张啊。"

手术台太窄了，没法不紧张！

我觉得她说得太好了。对于病人来说，当你躺在这张手术台上的时候，一切的一切，都只有你一个人在承担了。这对任何人来说，都是巨大的压力——你以后的生活和健康可能都会因为这次手术而改变，手术对你的影响是巨大的。但更关键的是，有如此重大影响的一件事儿，自个儿却毫无力量去左右它，只能全权交付给另外一个被称为"医生"的人，托付给这个人去决定你以后的生活。就算是你和这个医生是很熟稔的了，对他充分地信任，甚至你本人就是个医生，但是，当躺在手术台上的时候，你会感觉对自己失去了控制力，自己的未来已经不在掌控之中，这种对自己未来的无力感，会使你难以抑制地担心，你可能会害怕麻醉之后就再也醒不过来了，你可能会怕得什么都不敢去想了。

是的，独自一人躺在这窄窄的床上，怎能不充满了紧张和焦虑！

这就是围手术期另外一个很重要，却又很容易被人忽视的环节——精神心理上的准备。人不是机器，修电脑的时候，你把机箱打开，随你怎么拆卸都没问题，大不了换零件嘛！但是，人是有思想有生活的动物，在给病人做手术之前，除了明确手术指征和手术前必要的身体准备之外，病人精神心理上的准备也是同样重要的。

作为一个医生，经常会有亲戚朋友问我，该如何去开导一个即将做手术的病人。说实话，我觉得手术前开导病人是没什么用处的。病人做手术前感到焦虑，主要是因为对未来健康的不确定性：我这个病到底是大是小？手术能不能治得好？手术会不会出意外？会不会有后遗症？万一以后复发了怎么办？这些问题，就算是让医生来答，有些都是回答不了的，那其他人的几句"没事没事"的开导又有什么用呢？手术没有大小，放在自己身上都是大手术，谁说没事谁去被开个刀试试看？

病人手术前需要的不是开导，而是一种社会支持，是希望能感受到被关心。面对一种负面的生活事件的打击，人总会有情绪上的波动。医生也没法控制这些情绪，你能做的就是让病人感觉到你与他同在，I will always be there，这就可以了。至于怎么说，无所谓。而如果只是说说"没事儿"却没有表现出关心，那说了也是白说。

我妈因为肿瘤开了两次刀，她知道自己是什么毛病，手术前当然很紧张。她第一次开刀的时候我才上高三，也是什么都不懂，就只是跟着一起紧张，看着她掉眼泪晚上睡不着觉，安慰根本没用。第二次开刀，我从杭州赶回家，陪了她一个礼拜，这就是一种支持。你安慰她说没事也没用，她知道是什么病要开什么刀，不可能没事。但是我和我爸会和她开开玩笑，陪她说说话，随便你说什么，就是聊家常也行，也能转移她的注意力，让她能够感受到家人的支持和关心就可以了。就算是这样，手术前一天晚上也还是睡不着觉，还是要吃安眠药。术前吃片安眠药不是什么坏事，能睡个好觉养足精神更重要。

解剖学图谱可能更像是艺术照

华佗老先生之所以被我们奉为神医，除了他敢为关二爷刮骨疗毒，还在于他能成功地为关二爷刮骨疗毒。大家在看病做手术的时候，其实并不知道上文中提到的手术指征这些东西的重要性，患者更看重的是手术到底做得好不好、成功不成功。成功的标准，自然是能解决患者的问题，最好又不添新的麻烦。于是，大家都希望是专家、名医来给自己开刀，像华佗那样的专家、名医。

名医们之所以受到大家信赖，首先想到的，当然是手术操作熟练，手头上有感觉。但是，说实话，手术操作的熟练性，还是不难达到的。曾经有人开玩笑，找个木工练两年，照样也能达到熟练操作手术的程度。但是，他开不了刀，为什么？因为他不熟悉人体解剖结构！所以说，手术除了手术指征，另一个关键点就是分清解剖结构，这一点完全是专业知识和临床经验的体现。手术当中，和熟练的操作相比，分清解剖结构更重要。

要说起解剖结构，应该不是什么新鲜东西吧，学过初中生物学的人都知道心脏在左边，气管在中间。那么读了这么多年医学书，又做了这么多年手术的专业医生们，对于解剖结构应该是再熟悉不过了吧，那么开刀为什么还有那么多的风险呢？

西医的解剖学确实已经发展得比较成熟了，这是外科手术的基石。如果不熟悉解剖，就算手再灵活，外科操作再熟练，也一定做不好外科医生。而我们在学习解剖学的时候，有一个很重要的概念，就是，人的解剖结构是基本相同的，但是，不同的体型又会有个体差异。所以，解剖学的一个重要原则就是，理论与实践相结合，实践第一。

打个简单的比方，每个人脸上的器官都是一样的，都是一个鼻子两个眼，嘴巴长在鼻子下面，耳朵分别在脑袋两侧，这其实就是最最简单的面部解剖常识。虽然每个人的面部器官位置都一样，但是，我们还是可以通过每个人的面部长相，来辨认不同的人。虽然都有两个眼睛，但是有的人眼睛大有的人眼睛小，有的人眼间距近，有的人眼间距远；虽然都有鼻子，但是有的人鼻梁高，有的人鼻梁低；虽然都有嘴巴，但是有的人嘴唇厚，有的人嘴唇薄。甚至，我们还可以通过面部表现，来大体判断一个人的性别和年龄。这就说明了，虽然每个人的解剖结构是基本相同的，但是不同人之间又会存在个体差异。

脸上的器官是这样，肚子里的也一样。

我们体内的血管、神经，在形状、大小、粗细、质地上，每个人都是相仿的，位置走向也都大体相同。但是，要强调的是，那些以为看病就像修电脑的人要注意了，人体不是电脑，电脑里的CPU、硬盘、内存，该插在哪儿就在哪儿，如果位置错了你都插不进去。但是人体就不一样了，各种器官组织、血管神经，只是位置形状基本相同，但每个人之间又都有差别。

我们在学习解剖结构的时候，最常用的教材就是解剖图谱了。各种脏器的位置、血管神经的走向，文字描述得很复杂，但是看一眼图谱就一目

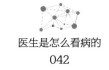
了然了。

　　而图谱也是稍有不同的，有些图谱，是属于示意图性质的，重点在示意，看过之后有助于对解剖位置的理解。这有点像少儿简笔画，就是用最简单的线条，勾画一个轮廓，一个圆圈里面点两个点，下面画个弧，就代表是个人脸了。而示意之外，和实际的解剖学表现，可能差别有点大。

　　还有的图谱，是画得比较逼真的彩色图谱，这种图有一定的示意作用，同时又比较逼真，有点像素描画，和实际的解剖学表现可能差别小一些，但是，差别小不代表没有差别。只要做过解剖的都知道，就算你把书上的图谱完完全全印到脑子里，在真正解剖尸体的时候，还是很难找到要找的器官，因为每个人都还是有所差别的。

　　举个例子，我们学解剖的时候学到人体的子宫血管和输尿管的走向关系，在宫颈外侧大约2cm的位置，子宫血管在输尿管的上方跨过，这一解剖现象被形象地比喻为"小桥流水"。

　　医学解剖图谱上，可真是把子宫血管和输尿管画成了"小桥流水"，然而在现实中，不管是尸体解剖，还是手术中，你都不可能看到这样的一个场景，因为这只是一个示意。

　　如果我们看现在的解剖照片，你会发现，血管和输尿管都是弯弯曲曲的，看上去有些混乱！这就对了，就是这么混乱！我前面说了，这种医学图谱也有一定的示意作用，最关键的就是，**它给几种重要器官上了颜色！**在这种图谱上，有红色的动脉、蓝色的静脉、黄色的神经、绿色的淋巴管，虽然看上去有些混乱，但是你要找的脏器都一目了然。所以，在这种图上，你可以非常轻松地找到子宫血管和输尿管的关系，就是那条红线和黄线的关系嘛！

　　但是，在做手术的时候，可没有人在旁边给你上颜色哟！好几条细细长长的东西，这么弯弯曲曲、歪歪扭扭地摆在你的面前，你怎么知道哪儿是哪儿啊！

看见摆在你面前的无数条管子了吗？我们要从中分离出子宫血管，扎断它，同时，又要保证不损伤到输尿管！

这其实只是最初等级，还有上难度的呢。虽然血管、输尿管本来应该在那个位置，但是，当你手术进去之后，为了分离暴露血管，对周围的腹膜、组织进行了操作，改变了周围结构的位置，同样也会影响血管本来的走向。就好像本来耳朵是在左右两侧的，但是当你扭头转向一侧的时候，耳朵的位置就变成了一前一后了，如果你还是在左右两侧寻找的话就找不到耳朵了——寻找目标的难度又增加了！

另外，手术的原因可能是因为有肿瘤，而这个肿瘤可能恰恰就在相邻的位置，那么血管和输尿管本来的位置，可能就因为肿瘤影响而改变了。又或者有病变造成了手术操作区域脏器之间的粘连，这是外科医生特别头痛的问题，因为脏器之间的粘连，会严重影响脏器本来的解剖位置和结构，你寻找目标的难度又增加了！要知道，手术中，寻找目标的难度每增加一分，那么，术中损伤邻近脏器的风险就要增加一分！所以，泌尿科输尿管损伤的病人里，有相当一部分，是妇产科医生干的！

当手术中面对着这样一根根神奇管道的时候，认真学习过解剖学图谱的你，就会强烈地感觉到，解剖图谱，那分明都是些艺术照啊！

陆游他老人家是怎么说的来着：纸上得来终觉浅，绝知此事要躬行。

医生也会生病，只是更懂治未病

曾经有次在工作中，一个同事生病请了病假，有病人家属来找这位同事，我告诉家属，这位医生生病请假，没来上班。这时，这位家属同志非常吃惊地瞪大了眼睛："什么？医生也会生病？"听了这话，我当时就笑了。这位家属也意识到自己问题的愚蠢，赶忙解释："我是说，你们医生都知道病是怎么得的，早就预防好了，应该不太会生病吧。"这倒确实是不少人的想法，有些做父母的，期望自己的儿女将来做医生，好像如果儿女做了医生，自己后半辈子的健康就得到了保障。这就真的把医生想成圣人了。

经常听到传说某某养生大师，活到九十几岁还耳聪目明，然后就总结出一套养生方法，供大家学习效仿的事。这些养生之术，别人学了还真不一定就能获得期望的效果。人不是机器，不是调试好了程序，你通上电就可以运行，按了按钮就能停下来。人体是一个极其复杂的系统，探索环境和人类健康的关系，干扰因素非常多，也是一个非常困难、非常缓慢的过程，很难像其他学科那样很快得出一个结论。

比如饮食和疾病的关系，都是存在争论点的。很多日常消耗的食品，比方说肉类、蛋类、鱼类等对人体的影响，目前都是科学界研究的范围，究竟结果如何，都没有一个确实的说明，需要一个漫长的过程来观察、来争论。

另外，不同的饮食，其实代表了不同的生活方式。当你偏重某种饮食的时候，可能代表着你的整个生活方式的不同，而这种生活方式是否会是影响健康的一种环境因素，而饮食仅仅是一种中间变量，这些都是很难说清楚的。

如果一个人遇上什么不顺心的事儿，或者受到什么伤害了，当然总是希望能找到原因，所谓"冤有头债有主"嘛。而这个冤头债主，大家都更倾向于在外界寻找，总希望别人能来背这个黑锅。比方说，小时候走路被石头绊倒了，家长回去打那块石头："你干吗绊我们宝贝儿！"被大家骂得最多的中国足球，每次输球，也总是能从天气、场地或裁判身上找到各种各样的理由。这些例子，大家都觉得可笑——明明是你走路不小心，明明是你实力不济，却总想在外界找原因。

其实，得病也是一样。每个人都有自己的人生轨迹：一个偶然的机会，你得知某种生活方式会得A病，于是做出了改变，本来你想预防A病，结果弄巧成拙得了B病，这不是不可能的。然而，如果你没有碰上那次机会，你可能真的就得了A病，那次机会就是你独有的人生轨迹。医生并非全知全能，当然也不是完全无能，在疾病的预防上，对于一些存在的"苗头"，医学上还是能够有所提醒的，比如说癌症。

恶性肿瘤之所以恶，除了像复发、转移之类的原因，还有一个原因就是难以发现。因为它来源于身体正常细胞的改变，在起病之初很难有什么异常的表现，而等到你发现它的时候，病变可能已经进展了，这也是恶性肿瘤难治的原因之一。所以，强调对恶性肿瘤的早期发现、早期诊断、早

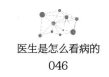
期治疗，一直是处理恶性肿瘤的重点，当然难度也是很大的。

前边说的恶性肿瘤早期难以发现，除了它表现不出什么特殊情况以外，还有一个原因就是表现出的特异性不够，难以引起人的注意，以为是普通毛病，熬一熬就过去了，结果耽误了治疗。这里就介绍几种比较常见的癌症早期的危险信号：

肿块：比较靠近体表的肿瘤，是可以自己发现肿块的，比方说乳腺包块、颈部的甲状腺或者淋巴结的肿大，或者舌头上大的结节。青春期以后的女性都应该学会乳房自检。

不明原因的发热、乏力，或者进行性的体重减轻。

持续性消化不良，或者食欲减退，饭后容易出现上腹闷胀感，甚至饭后呕吐。

异常感觉：吞咽食物困难的感觉或者异物感。

大便习惯改变：包括便秘腹泻交替出现，便中带血或者黏液。

无痛性血尿，或者排尿不畅。

不规则阴道出血：包括月经期外尤其是绝经后阴道出血，性生活后阴道出血。

持续性声音嘶哑，干咳，或者痰中带血。

经常流鼻血，或者牙龈出血，或者皮肤容易出现瘀斑、瘀点。

皮肤疣痣增大，或者短期内颜色改变，皮肤瘙痒、溃烂，脱发。

皮肤或者黏膜的溃疡久治不愈。

除了警惕这些身体发出的危险信号，还建议定期做常规体检，这样有助于在身体有所感觉之前，更早地发现病变迹象。比较常见的可能通过常规体检发现的恶性肿瘤包括：

宫颈癌：宫颈癌的普查已经大大提高了宫颈癌的早期发现率，并大大降低了宫颈癌的死亡率。建议有性生活的女性每年做一次宫颈检查。

前列腺癌：结合肛门指检和血前列腺特异性抗原（PSA）的检查，可以有效地早期发现前列腺癌。

结肠癌、直肠癌：用于常规体检的肛门指检和大便隐血试验可以有效地早期发现大肠癌。

需要强调的是，癌症的诊断是需要症状体征辅助检查等一系列临床信息综合判断的，最终确诊需要病理结果。要想早期诊断癌症，或者是通过常规体检就查出癌症也不是件容易的事。上面提到的症状，不等于出现了就是得了癌症，在后面的章节"**好医生诊断有针对性，撒网式问诊的医生继续加油**"中还会有更详细的解释。这些症状只是一个提醒，如果真的出现了，既不要太过焦虑，也不要掉以轻心，还是到医院找专业医生诊治比较好。

第 二 章

医生说话不可能百分百

我存在，我思考，我感受痛苦，是否所有的这一切都和几何学真理是一样的确定？

——伏尔泰（Voltaire）

《哲学辞典》（Dictionnaire Philosophique）

变者何也？情伪之所为也。夫情伪之动，非数之所求也。故合散屈伸，与体相乖。形躁好静，质柔爱刚，体与情反，质与愿违。巧历不能定其算数，圣明不能为之典要，法制所不能齐，度量所不能均也。

——王弼《周易略例》

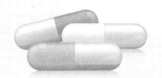

医生真没办法给你打包票

曾经在网上看到有网友抱怨他的一次就医经历，主要问题就是，医生已经建议他手术了，可是对于手术最终是不是可以完全解决他的问题，医生竟然说一般情况下是可以的。一般情况是什么意思？就是说还不能完全确定咯？不是都说医科生上学时间长吗？那些知识都学到哪儿去了？做手术能不能解决问题也还不确定？确定不了就直说嘛，咱去找别家看，也别不负责任地张口就建议手术啊，这可是开刀，不能保证绝对解决问题，那开什么刀？

这还真不是网友无理取闹，而确实是个问题。我们花钱买东西，总希望能消费得清楚、买得明白。我去买件羽绒服，总是要确保这件衣服真的可以保暖；我们去买个烧饼，总是要确保吃了可以填饱肚子。如果你说这件羽绒服可能不能保暖，或者烧饼不能填饱肚子，那也总要说清楚理由，比方说这件羽绒服充绒量比较少；或者这个烧饼是没有馅的。总之，我要消费得清清楚楚，达到目的。

可是去看病呢，就完全两样了。医生嘴里总是充满了"也许""可能""大约"之类的模棱两可的话，甚至到了建议开刀手术了，也只是一句"一般情况下"，这让人听着实在不爽快。我得了毛病就算让我自己看，也知道结果可能好可能不好，到了专业医生那里，也还是"可能""也许"，那么医生的专业性又体现在哪儿呢？在科学如此发达的今天，专业的医生竟连个明确的结果都不能判断吗？

而事实却真的是这样。江湖骗子才总能说出药到病除的豪言壮语，越是专业医生，越是出言谨慎，不敢绝对保证。这就是医学的不确定性。

在学医之前，我和那位网友的想法差不多，看过太多关于"神医"的描述，使我认为手段高明的医生，必然对各种疾病的情况了如指掌，患者只要简单地说一下自己的病情，他就能推断出其他的问题，并且个个都可以在患者身上得到验证，最后再给出一个有效的治疗，让其得到一个心满意足的结果。是的，这就是"神医"。学过医学之后我搞明白了，"神医"的重点在"神"，他其实原本就是一个神仙，而医生不过就是神仙下凡转投人间的时候做掩护的一个职业罢了。比如天蓬元帅比较惨，错投了猪胎，变成了猪的模样，倘若他投了"医胎"的话，就必定是个神医了。所以，神医是神而不是医，而真正的医生，尤其是接受过现代医学教育的专业医生，就不会有这种想法了，他和普通大众对医学认识最大的区别就在于，医生更了解医学的不确定性。而这个不确定性，就需要从统计学说起。

这份书稿写好之后，编辑老师认为统计学这一章似乎专业性太强，一来缺乏趣味性，二来又看不出医生的人文关怀，而且和整本书的主旨好像关联也不大，所以感觉有些累赘。我向编辑老师解释，医患之间的很多误解来自于大众不了解医学的不确定性，认为医学就应该像公式一样精确，像电脑程序一样标准。而现实却恰恰相反，医学充满了各种不确定性。这种不确定性的基础，就是个体差异；产生的原理，就是因为这些统计学的

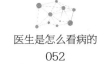
方法，所以，要讲清楚医学的不确定性，是不能绕开统计学的。

讲统计学自然离不开概率。概率这个词，人人都在说，比如天气预报说明天的降水概率是80%，就是说明天有八成的可能是要下雨的。又或者天气预报说明天降水概率是20%，那么就是说明天有八成的可能是不下雨的。其实，不管天气预报说明天降水概率是多少，你都可以非常"明智"地预测，明天可能下雨也可能不下雨，这是一句绝对正确的话，绝对正确的废话。这句"可能下雨也可能不下雨"的预测，对于明天带不带伞的决策没有任何帮助。而根据降水概率来判断就不一样了，80%的降水概率我就选择带伞，虽然有两成可能那把伞就是个累赘；而20%的降水概率我就选择不带伞，虽然有两成可能被淋湿。所以你看，和"可能下雨也可能不下雨"这种废话相比，降水概率的出现对于带不带伞的决策帮助大多了，但是同时，当你把不确定的东西利用统计学的方法变成确定的数字来指导决策的时候，也就带来了犯错的可能。医学的不确定性来源于此，医生嘴上虽然说的是"可能""也许"，但这不是"可能治好也可能治不好"的无聊说辞，而是基于医学统计学的研究对决策的指导，譬如他最终还是建议手术。当然，医学上的统计概率要比降水概率复杂得多，因为它关乎人命！

医生只能说范围，不能说标准值

2000年，刘德华凭借在《暗战》中的出色表现，终于获得第19届香港金像奖影帝。这是一部非常出色的香港电影，影片中刘德华饰演的大盗Peter患了绝症，医生告诉他，只能再活四个礼拜了，而且，如果出现内出血，就随时可能会死。于是，利用自己生命最后的四个礼拜，Peter和刘青云饰演的何督察，联手上演了一出跌宕起伏的好戏。

观众一眼可以看得出来，医生给出四个礼拜的"大限"，显然是剧情需要。而在现实中，如果得了绝症的病人询问医生自己还能活多久，医生能给出一个**生存期的中位数**就不错了，哪能说得出"四个礼拜"这么确切的时限？毕竟，"阎王要你三更死，谁敢留你到五更"的主语是"阎王"，只要医生还没有修行到那个级别，就没法确切回答诸如还能活多久这样的问题。

大家找医生看病，总是希望能够获得一些和自己身体健康相关的、确切的信息。读者可能会说，虽然看了前面的描述，我知道现代医学对很多疾病的病因并不明确，但是，通过检查之后，总该对患者病情有一定程度上的了解吧。比如，我这个部位的不舒服，到底是什么器官出了问题？我的这个指标高了，代表了身体中的哪个异常？吃了这个药，我的毛病多久就会好？更

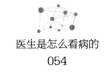

有甚者，我已经接受了全面的产前检查，那我到底能不能把孩子顺产出来？

这些看上去医生理所应当可以明确回答的问题，实际上，还真的不是那么简单。医生对这些问题的回答里，会充满了"可能""也许"这些让人懊恼的模棱两可的话。为了说清楚这个问题，有必要花一定的篇幅，来简单介绍一下医学统计学，这样你就会明白，那些医生获得的看似应该是精确无比的数据和信息，其实从源头开始就充满了不确定性。

我们找医生看病，总要先知道什么是"病"。关于疾病的定义，就像健康一样，还是很难下的。根据《中国大百科全书（现代医学分册）》的说法：

疾病是一定原因造成的生命存在的一种状态，在这种状态下，人体的形态和/或功能发生一定的变化，正常的生命活动受到限制或破坏，或早或迟地表现出可觉察的症状，这种状态的结局可以是康复（恢复正常）或长期残存，甚至导致死亡。

所以，疾病的一个特点就是，它是有别于"正常"或者说"健康"的，要有形态功能上的变化。这里就涉及什么是"正常"。而要获得正常的数据，就需要用到统计学了。

我们知道，一台电脑如果型号确定了，那么它的CPU、内存大小等数据就都是一样的。而人不是电脑，每个人的高矮胖瘦都有所不同，测量出来的各种生物指标也就不尽相同，就算是一对双胞胎，在他们母亲眼里，也可以轻松分辨出哪个是老大哪个是老二——世界上没有完全相同的两个人，每个人都是一个独特的个体，我们称之为个体差异。请大家牢牢记住这个词——个体差异，医学上太多的问题、太多的不确定性，都是拜它所赐！

比方说每个人的心率、血压可能都不尽相同，即使是同一个人，在不同的情况下，心率、血压也会有所波动。虽然有所波动，但是总归还是在一定的范围内波动。所以，因为个体差异的存在，那么"正常"的就不是一个"值"，而是一个"范围"。

现代医学对人体各种生物指标进行测量，然后进行统计，发现绝大部分测量数值基本上都服从正态分布。什么是正态分布呢？举个例子，假设我们测量所有成年人的身高，发现平均身高一米七，大部分人的身高值邻近一米七，而且一米七两侧的人数分布基本对称，身高值和一米七差得越多的人数就越少，比方说身高两米的和一米四的就很少了。这种现象就是正态分布。如果我们把测量值作为横坐标，人数作为纵坐标，把所有测量结果画成一条曲线，这就是正态分布曲线，又叫钟形曲线（如图一）。

如果我们把95%健康个体所在的范围，称为"正常"，或者称其为"生理状态"，那么，这个范围以外的，就是"异常"——你"得病"了！

如果细心一点，可能你就会发现，这里面有点问题。这里的"正常""健康"是人为定义的，事实上，虽然95%的正常人测量的结果在这个范围内，但也有5%的正常人，他们的测量结果是在这个范围之外的。就是说本来是"正常"的，也被错划成"异常"了。没错，正是下面图二中阴影的部分。这一部分，我们称为假阳性。

其实，问题还远不止这些。

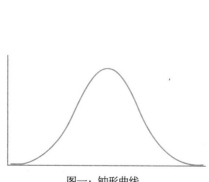

图一：钟形曲线

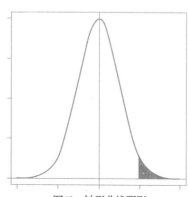

图二：钟形曲线阴影

你会尝遍所有橘子吗？

小时候看过一个笑话，说小明的爸爸让小明去买橘子，叮嘱尽量买甜的。过了半晌，小明买橘子回来，信心满满地向爸爸保证："买来的橘子肯定都是甜的。"爸爸一看，所有的橘子都是吃了一半的。小明说："我不一个一个地尝过来，怎么知道都是甜的？"

这不是个笑话，我们应该向小明的严谨致敬！

不过，小明的严谨也是有条件的，那就是，他确实可以尝遍他要买的所有橘子。而在医学工作中，我们的医生和医学研究人员可就没小明那么幸运了。

前面讲到，如果我们对全体健康人群进行测量，可以把测量结果绘制成一条正态分布曲线。但在现实中，你是**不可能**对**全体**健康人群进行测量的。就是说，你不可能尝遍所有橘子，那就只能另想办法了。于是，人们采用了**抽样研究**的方法。

抽样研究也不难理解。比如，我们想了解某项生物学指标的平均值，那么，就是在全体人群中，抽取一部分人作为样本，对这个样本进行研究，然后把对样本的研究结果，作为全体人群的结果，也就是统计学专业讲的：以样本代总体。要想以样本代总体的结果尽量可靠，那么，在取样的时候，就要求尽量做到两点。比如你想统计一个班学生的身高，在取样的时候，你不能只测量前排同学或者后排同学，这样的结果肯定不具代表性，因为前排同学普遍比较矮，后排同学普遍比较高，你应该使每一排都**有机会被取到**，就是说要做到**随机化抽样**。同时，如果一个班有100个同学，你只测量了3个人取平均值，那么得出来的结果就很有可能不准确，所以，在取样的时候，抽取的**样本含量（人数）要足够大**。

然而，就好像小明买橘子一样，如果不是一个一个尝过来，而是随机抽取一定数量的橘子尝，即使你抽取的所有橘子尝出来都是甜的，也不能保证买回来的所有橘子都是甜的。同理，通过抽样研究得出的样本平均值，只能说是和全体人群的平均值近似，而不是等同。

举个例子，我们想要知道某地区成年男性体内的红细胞数，假设我们通过"上帝的秘书"，已经从他老人家那里获得了这个数值，应该是$4.95 \times 10^{12}/L$。然后，我们的A医生，随机选取了100个成年男性，作为样本a。根据样本a，A医生绘制出了他的样本的正态分布曲线，并且得到了平均值$4.83 \times 10^{12}/L$。你会发现，虽然A医生得出的结果，和"上帝"给出的标准答案相差不大，但是还是有所偏差的。这种偏差，不是因为A医生的马虎或者不够严谨，也不是因为A医生的测量方法错误，而是因为个体差异而产生的，由于随机抽样而引起的。这种统计结果和实际值之间的差异，我们称为抽样误差。在抽样研究中，**抽样误差是无法避免的**。

假设我们又有B医生、C医生，分别又选取了样本b、样本c，也都根据各自的样本得出了自己的测量结果。假设我们有100个医生，分别选取了各自的100个样本，他们根据各自的样本得出了100个测量结果。我们考察这100个测量结果后会发现，原来，这些测量结果也是呈正态分布的。

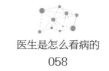
而这些测量结果的平均值，可能是4.98×10^{12}/L，虽然已经和真实值大大接近了——但是，它还不是真实值！

现在，我们可以讨论如何通过样本的测量值来估计真实值了。既然这100个医生的抽样研究结果也是呈正态分布的，根据这个正态分布的钟形曲线计算，该地区成年男性体内红细胞数有95%的概率出现在（4.18~5.78）$\times 10^{12}$/L这个区间范围内。对于得到的这么一个区间范围，我们称为可信区间。比如，例子里的，就称为95%的可信区间。当然，你还可以选90%、99%的可信区间。

这些区间范围的表现形式，看上去是不是似曾相识？没错，这些估计出来的数值范围，正是你化验单上很多指标参考范围的来历。

我们费了半天劲，最终也就只能获得一个"可信区间"，而那个我们孜孜以求的"真实值"，却一直被紧紧地握在"上帝"的手中！统计学的创始人之一卡尔·皮尔逊（Karl Pearson）先生曾经说过：观测到的现象只是一种随机的映像，是不真实的，所谓的真实是概率分布。科学中真实的东西，并不是我们所能观测到或能把握到的。从某种意义上说，我们永远不能确定这些真实数值，而只可能从资料中估计它们。

小概率不等于小风险

在看上一篇的时候，不知道你有没有思考过这么一个问题。为了估计总体值，不同的医生取了不同的样本，获得各自的结果。那么就有可能有两个医生，他们分别在总体中取了样本a和b，得到的结果恰巧位于正态分布曲线的两端，这时候你会发现，虽然他们都是满足随机化取样，并且样本量足够大，但是因为抽样误差的原因，两个人获得的结果相差很大，以至于让人怀疑：a、b这两个样本，真的是在同一个总体里取的吗？他们会不会是隶属不同的总体，所以才会出现两者差距很大的现象？比如我们想要测量二年级学生的身高，A医生抽样测量后得到的平均身高是一米一，而B医生抽样测量的平均身高是一米四，你可能就怀疑了，他们俩确实都是在二年级的学生中抽样的吗？会不会A医生测的是一年级学生，而B医生测的是三年级学生呢？差距这么大的两个结果，真的是来自同一个总体吗？

就好像鲁迅和周作人，风格如此迥异的两个人，真的是亲兄弟吗？

那么，究竟如何判断两个样本的结果，是来自相同的总体还是不同的总体呢？

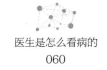

这就需要用到医学统计学最重要的概念之一，也是统计推断的核心——**假设检验**。

介绍假设检验之前，要先介绍一下**小概率事件**。

"假如买彩票中大奖的概率是千万分之一，那么如果你只买一注彩票，你是不会中大奖的。"说这句话，在现实中，**大多数情况**下是不会犯错误的。当然，也保不齐哪个走运的买一注即中大奖。

把上面这句话翻译成医学统计学专业语句来说就是："如果一个事件发生的概率很小，那么，在只进行一次试验的情况下，这个事件是不会发生的。"同样，说这句话在**大多数情况**下也是不会犯错误的。当然，我们都清楚，大多数情况下正确，但也总有犯错误的时候，因为发生的概率再小，也总是有可能发生的。这就是小概率原理。

一般在统计学上约定，如果一个事件发生的概率（用P来表示），不超过0.05，我们就把这个事件称为小概率事件。

假设检验的思想就是，先提出假设（用H0表示），然后在假设成立的前提下，计算事情发生的概率是否属于小概率事件，如果是小概率事件，那么根据"小概率事件不发生"，说明假设错了，就拒绝该假设；如果不是小概率事件，就接受该假设。

比如前面提到的这个问题，两个医生得到的a和b两个结果差距很大，那么我们就用假设检验来推断一下。首先提出假设，假设a和b两个样本结果都是来自同一总体的，然后利用统计学的方法，来计算两个样本的统计量，获得一个P值，如果P小于0.05，我们认为是小概率事件，就是说假设发生的概率很小，于是我们拒绝原假设，得出结论：a和b两个样本来自不同的总体；相反，如果P值大于0.05，我们就应该接受原假设，得出结论：a和b两个群体是来自同一总体。其中，如果P值小于0.05，那么我们称

a和b有显著性差异，或者说a和b的差异有统计学意义。

而不管你是拒绝了先前的假设，还是接受了假设，因为这是基于小概率原理的，所以，还都存在犯错误的可能。

假设检验对于医学来说，可谓意义重大，大量现代医学的结论，是通过假设检验得出的。通过这一检验，可以对一些偶然事件进行考察，减少被偶然的假象所蒙蔽的机会。比如分别用一种国产药和一种进口药来治疗肝功能损害，看哪种药的疗效好。如果只对比两个病人，可能只是一种偶然。那么我们分别找两组病人，每组都有若干病人接受药物治疗，然后对两组病人治疗前后肝酶指标的下降值进行测量。将两组测量值进行假设检验，如果显示两组的测量值没有显著性差异，就是说P值大于0.05，那么即使可能在某单个病人身上的效果可能更加显著，我们也认为这两种药物的作用效果是相同的。

当然，这种看上去很科学的方法背后，其实还隐藏着一个巨大的风险，那就是小概率原理带来的风险！

医生眼里没有小概率

再说一个小时候看过的笑话。一个得了重病的病人去看医生，医生告诉他，这个病的死亡率是9/10。病人听了大惊失色，于是医生赶忙安慰他："你不要怕，你是不会死的，因为在你之前已经死了9个了。"

谢谢这个医生的安慰，只不过，如果我是那个病人的话，就更害怕了。因为这个医生连概率是啥都还没弄明白。

概率是一个事件发生的机会，是可能性。而在医学上，要想获得和疾病相关的概率，一般是通过对样本的统计获得的，比方说发病率、治愈率、死亡率等。这些率的获得，是通过现实中已经实际发生的人数和可能发生这件事的所有人总数做比得到的。比如某病的死亡率，是得病死亡的人数除以所有得病的人数得到的；某病治愈率，是受治病人中治愈的人数除以所有受治的病人得到的。这样得到的比率，来表示得病之后死亡或者受治之后治愈的可能性大小。

笑话里提到的死亡率9/10，就是90%，说明得了这个病死亡的可能性是90%，非常高。就是说，你说"得了这个病就会死"这句话，大部分情况都是正确的，只有10%的可能会犯错。

而可能性这个东西，实在是太玄乎的东西，看不见摸不着。医生对一个病人说这个病的治愈率是80%，这个数值没错，因为这是通过对大量病人的统计研究获得的。但是，面对眼前的这一个病人，就对他这一个个体而言，能不能被治愈呢？80%的可能性是不小了，相当于俗话说的有八成把握能治好。但是万一这个病人不幸地落在了那个20%里怎么办？

对于一个个体而言，概率显得那么苍白无力。To be or not to be, that is a question！

这里，用黑豹乐队的一句歌词，可以比较好地表达出医生的感慨："我也不愿去体会，那种苦涩滋味，又有谁能告诉我，该怎样去做？"

而更让医生紧张的，是小概率事件！医生获得的信息，很大一部分是通过统计学得到的。比如一种药，临床试验显示有效，意思就是，我们假设用这种药的病人和不用这种药的病人疗效是一样的，结果发现这种假设的发生概率小于0.05，是小概率事件，于是我们拒绝这个假设，认为用这种药和不用这种药相比有显著性差异。但是前面说了，小概率原理是在一次试验中，小概率事件几乎不发生。但是，当试验次数多了呢？一个医生一天看百十号人，一年看上万的病人，那么小概率事件就不可能不发生了。

没有医生敢声称自己是神医，每次都判断必中。如果在医疗活动中，从来没有发生过小概率事件，那只能说明一点：你从医时间一定很短，接触过的病人一定很少！只要工作时间足够长，就一定能遇上小概率事件。

但问题是，你不知道这个小概率事件会发生在什么时间、发生在哪个病人身上！

比如我的老婆。产后出血的发生率大约为3%，可谓小概率，像我老婆这样的大出血则概率更低。然而，它就不偏不倚地发生在我这个妇产科医生的老婆身上！

其实，换一个角度来想，可能就好理解一些了。在我们这个年分娩量超过一万的专科医院里，3%就有300多人，相当于每天都可能会有一个病人发生产后大出血！所以，在庞大的基数面前，小概率事件也就不是那么小了。医生也就只好如履薄冰地，把接诊的每一个病人，都当作那个可能的小概率。

看过NBA的都知道，总决赛期间联盟会公布各种基于往届比赛的统计数据，来预测两队的夺冠概率。但是，对于强队来说，历史总是用来被打破的，而疾病，比你想象的强大得多！所以，在医生眼里，统计数据这东西，有时候看上去很科学、很严谨。但在现实面前，有时候又实在有些弱不禁风，可能你的下一个病人就会落在小概率的那一边——医生永远是在刀锋上舞蹈！

我们再回过头来看看《暗战》里的那个医生。他对Peter生存期的预测来源，应该是统计学数据，可能是某个生存期的中位数。但是，了解了正态分布你就知道，不同个体位于正态分布的哪个点是未知的，所以，医生是没有办法准确预测某个个体的生存期的。电影里，Peter基于这样的预测得到的一个时间期限，来实施自己的行动计划，神奇的是最终竟然还都一一完成了。只能说，导演赐予了Peter最大的幸运！

因为**个体差异**的存在，所以带来了不确定性；因为总体数据的无法获得，所以我们只能选择**抽样研究**。这是医学统计学里最基本的两个概念，也几乎是统摄医生临床决策过程中最基本的两个概念。而能够说服医生接受的大部分临床专业信息，是通过运用小概率原理的**假设检验**获得的，这也是医学统计推断的核心。以上的基本概念和思想，时刻提醒医生：虽然你获得的专业信息绝大多数情况下是可靠的，但是，因为个体差异和抽样研究所带来的局限性，因为小概率原理所带来的不确定性，在面对单个个体病人做出临床决策的时候，你永远都有犯错的可能！

关于医学统计学的基本情况，先介绍到这里。接下来，将要介绍医生在临床工作决策过程中，通常采用的临床思路方法和原则。而医学统计学的内容将会贯穿始终，所以也会不时地被提起。

诊断学——医生的破案秘籍

　　喜欢看侦探推理小说的人可能会发现，不少著名的推理小说家，都有过学医经历，比如柯南道尔，比如阿加莎·克里斯蒂，比如横沟正史。这不是偶然，因为医生就是医学领域的侦探！为了查明一宗凶杀案，侦探必须提出多个问题，搜集各种证据，不放过任何蛛丝马迹，对各种线索进行周密的调查研究、分析综合，提出各种可能性论证，然后得出结论。而在医疗过程中，医生也正是这么做的。面对一个病人，为了最终破获疾病的信息，医生也要提出问题，查找证据，推理分析。他们的问题必须切中要害，资料证据必须一一核实，推理分析必须符合逻辑。而这方面能力的获得，很大一部分，来自于对诊断学的学习。可以说，诊断学就是医生的侦探宝典、破案秘籍。

　　一名医学生在学习完了解剖、生理、免疫、病理等这些基础医学学科之后，过渡到内外妇儿这些临床学科之前，一定要学习诊断学，这是沟通基础和临床的桥梁，同时也是医生临床思维的基础。所以，在介绍医生临床思路方法和原则之前，很有必要先介绍一下诊断学的一点儿相关知识。

　　医学生在学习临床课程的时候，都是按照各科系统学习的。比如消化内科，重点研究消化系统疾病的内科治疗，产科重点研究妊娠分娩相关的情况。但是，病人来看病的时候，是不会提前给你分好科的，你也不能要求病人必须按照课本上系统讲述的那样去得病。

每个人来看医生，都是有他自己的原因的，这个原因，大多数是病人自己感到不舒服了，就是有症状了，才来找医生。所以，医生要非常重视病人的不适主诉。症状就是案发现场，不能放过案发现场任何的蛛丝马迹，任何一点儿哪怕很细微的线索，都可能对你将来的诊断带来影响。

除了病人提供的线索，医生自己当然也要展开调查，这就是对病人的体格检查，来发现一些有意义的体征，丰富自己的线索和证据，为自己将来的推理分析提供材料和依据。不同医生之间经验的差别，在体格检查方面可能会有比较明显的体现。

前面说的两条，症状是病人自己的主观感觉，体征可以算作医生的"主观"感觉。而现代医学通常被认为的先进之处就在于，除了这些主观感觉，它还有一些客观的检查来提供证据，这就是辅助检查。当然，在很多外行眼里，辅助检查的功能被明显地夸大了，认为人体能像一台机器一样被精密地检测。而实际上，在医生眼里，再先进的检测手段，CT、磁共振、PET，甚至基因检测，都无法替代和淡化医生的临床实践活动，这些检查终究还是辅助检查。一项来自德国的40年来的尸检报告分析显示，高精尖诊断技术的进步，并没有提高临床和病理诊断的符合率，甚至有的误诊，恰恰是由于高技术检查结果的误导所导致的。

在接下来的几节中，我将分别对症状、体征和辅助检查做进一步的介绍。

症状背后隐藏着巨大的秘密

回忆一下你去门诊看医生，最常听到医生的一句问话是"怎么不舒服了？"这就是在问你症状呢。症状，就是病人自我感觉的不适和痛苦。非常简单的定义，很多时候，都是秃子头上的虱子——明摆着的。肚子疼、头疼、拉肚子、咳嗽等。这些看似简单明了的症状，其背后都隐藏着很多的发病机制（产生这些症状的病因），而这些发病机制背后，可能就是一个个的疾病。医生的任务，就是从你这看似"简单明了"的症状中，剥茧抽丝，沿着种种可能的发病机制，去寻找那个幕后老大——疾病！

举个例子你可能就会明白了。

比如有天你拉肚子了，于是去看医生。医生照例问你："怎么不舒服？""我拉肚子了。"于是拉肚子的发病机制会被迅速调至医生大脑资源库中备用：

拉肚子就是腹泻，就是大便里的水的成分更多了。造成水多的原因就两个，一个是消化道失去的水多了，一个是吸收的水少了。

失去的水多的原因有这么几种：

◎胃肠道分泌的水分多了，比方说感染霍乱，大量分泌液体，造成腹泻。这种腹泻同时还会造成水分大量丢失，电解质紊乱。

◎胃肠道丢失的水分多了。这里的丢失和分泌不一样，分泌是一个主动的过程，而丢失是因为胃肠道内容物高渗，把水"吸"出去了，有些泻药，像甘露醇就是用的这个原理。还有就是胃肠道黏膜损伤，炎性渗出，造成了水分的丢失过多，从而引起腹泻。

吸收的水少的原因有这么几种：

◎吸收不良，比方说肠道切除或者黏膜损伤造成吸收面积减少，或者很多不明原因造成的吸收功能障碍。

◎胃肠道蠕动亢进，还没等水分被吸收完全，食物就被排到下一个流程了，在胃肠道停留时间太短，和消化道接触时间太短。比如，因为消化道平滑肌对温度变化和化学刺激很敏感，温度稍微有点变化，可能就会引起反应，造成胃肠道蠕动的紊乱，发生肠道痉挛，肚子着凉后腹泻就是这个原因。

你看，你的一句拉肚子，其实背后隐藏了如此多的发病机制，而每条机制的背后，都有很多种可能的疾病。于是下一步，就是医生的进一步询问，做逐个排查。

为了获得疾病的相关信息，医生做的询问就是问诊。针对某个症状的问诊，主要包括了症状起病的缓急和时间、症状出现的诱因，症状的部位、性质、程度和持续时间，缓解或者加剧的因素，病情的发展与演变，相关的伴随症状，本次就诊前的诊治经过等。以上的这些，都是为了获得症状的详细信息，以期寻找发病机制背后的可能疾病。

了解了这些信息，下次再去看病，医生问诊的时候，你或许会有一丝熟悉的亲切感了吧。

症状也会说谎

　　侦探小说里，一个非常常见的故事类型就是密室杀人。紧闭的门窗，反锁的房门，种种表现看上去好像都是没人能够进入这个密室，找不到凶手进入密室行凶的方法，只好推测死者为自杀。然而，我们的主角侦探们，总是可以在蛛丝马迹中发现，所谓密室，其实只是个假象，它大多利用了人们的习惯思维，如果不去仔细甄别，往往就会上当。所以你会发现，侦探小说里的主角们，永远保持着一颗怀疑的心，永远对表面现象保持怀疑，永远对习惯思维保持怀疑，所以，他们总能给人以惊喜。

　　医生就是医学界的侦探，目的就是要通过各种手段，查获疾病这一凶手。而像所有的侦探小说一样，疾病这一凶手也是不会坐以待毙的，它也会想方设法地去和医生周旋。

　　前文已经讲到，症状就是疾病的案发现场，是医生首要的关注点。只要是心智健全的人去看医生，在自己的症状和不适方面，他是不会对医生撒谎的。但是，不要低估了疾病的狡猾，病人不撒谎，不代表疾病不会"伪造现场"。

　　还是要举个例子。比如说肚子痛，这是一种非常常见的不适症状。肚子痛的原因，很容易想到，一定是肚子里的什么零部件出了问题，向我发出的警告。以至于很多病人肚子痛去看病，自述症状的时候，不是说肚子痛，而是直接告诉医生自己的哪个脏器出了问题，比如直接说是胃痛。这时候，医生脑子里就会打个问号，对你的描述表示怀疑了。医生相信你是不会撒谎的，说胃痛，那一定是因为痛的位置在上腹部，你以为的胃的位置。但是，这个位置的疼痛，就一定是胃发出来的吗？那就不一定了。这就是简单的习惯思维，要小心被疾病这一凶手利用了。

简单说说医学上腹痛的原因有哪些。

急性腹痛原因包括：

◎腹腔器官急性炎症：胃炎、肠炎、胰腺炎、胆囊炎等。

◎ 脏器梗阻：肠梗阻、胆道结石、泌尿系结石等。

◎ 脏器扭转破裂：卵巢囊肿扭转、肝脾破裂、宫外孕破裂等。

◎ 急性腹膜炎。

◎ 腹腔血管阻塞。

◎ 腹壁疾病：脓肿、带状疱疹等。

◎ 胸腔疾病引起的腹部牵涉痛：心绞痛、心包炎、胸膜炎、肺梗塞等。

慢性腹痛原因也很多，包括慢性炎症，胃肠道痉挛、溃疡，慢性扭转，脏器的恶性疾病压迫等。

当你看到"牵涉痛"这个字眼的时候，心里有没有咯噔一下？胸腔的疾病，心绞痛、肺梗塞竟然也可以表现为腹痛！是的，这就是疾病对案发现场的伪装。除了牵涉痛，疾病的伪装还有很多种。比如，呕吐也不一定只有胃肠道的毛病，很多颅脑疾病也可以表现为呕吐；咳嗽当然也不仅仅只是呼吸道的问题，心血管的疾病也可以出现咳嗽。所以，当一个病人因为"胃痛"而就诊的时候，医生首先要对这个描述表示怀疑，不是怀疑病人撒谎，而是怀疑症状在撒谎。

了解了疾病的伪装之后，如果你因为腹痛去看病，医生让你去做心电图检查；如果你因为恶心呕吐去看病，医生让你去做了头颅磁共振，我想，这应该就没有那么难理解了吧。

难道自己怀孕了都不知道？

某年大概是寒假过完的时候，某重点大学大一女学生，因为血压高、头痛来我们医院就诊。20岁不到的年龄，血压奇高，而且有心衰表现，否认性生活。后来反复问病史，承认有男友，再后来证实怀孕，重度子痫前期。最终的悲剧结局是——抢救失败，母儿双亡！刚刚考上重点大学的小姑娘就这么没了，到最后也不知道肚子里孩子的爸爸是谁。经过推算孕周，受孕时间应该是高考完的暑假。所以，高考结束的同学们要注意了，放松可不要放纵啊！

你可能会吃惊，难道自己怀孕了会不知道？刚听说这事的时候，我也有同样的疑问。影视剧里如果出现育龄期妇女捂着嘴跑出去吐，聪明的观众就知道，这姑娘肯定怀孕了。怀孕，那得是多大的动静啊，怎么可能会不知道？直到我自己在门诊也碰上这么一个病人，我才表示理解了。

这是一个高中生，怀孕已经七个月了，是的，没看错，是七个月，刚刚知道。那自己月经有七个月没来，会不知道吗？她回答，之前有过一点点的出血，量都不多，以为是月经来了，也就没在意。

"那你肚子大起来了啊。"

"我以为是自己胖了，还在节食呢。"

"没有早孕反应？"

"就有几天胃口不好，但是没多久就好起来了。"

"感觉到胎动了吗？"

"我以为那是肠蠕动……"

很多事就是这样，刚好都凑巧了，然后它就发生了。而医生最怕的就是这个凑巧了。

所以，症状除了会说谎，还有一点令医生担心的，就是可能会被病人忽视。它确确实实地表现出来了，而你却没有把它当作症状。很多人身上哪里感觉痛了、发烧了之类的，知道自己是出毛病了，要去看医生。而那些没有这么剧烈表现的症状，可能就会被忽视。就像上面说的这个高中生，发生了不规则的阴道流血，这种流血无论从量上、性状上，还是间隔时间、持续时间上，和月经总会有所差别的，症状其实已经表现给你了，但是，因为缺乏必要的常识，而忽视了症状的提醒，确实不能不说是个遗憾。

当然，我举的这个例子可能有些极端，等到肚子大起来了，大多数人还是会对是否怀孕了有所察觉，可以意识得到的。不过，仍有不少人在怀孕早期缺乏敏感度。尤其是不少宫外孕的病人，因为宫外孕经常有阴道流血的症状，而被错当成月经，甚至到了宫外孕输卵管破裂大出血了，才意识到问题的严重。除此之外，实际工作中发现，类似的被病人忽视或者不当回事的症状，确实并不少见。比如看报纸的时候，报纸突然掉到地上，那握不住报纸的手可能提醒你有脑中风了。比如每天一早起来眼皮肿，小便里很多泡泡，可能要当心肾脏会不会出了问题。再比如，前面提到的癌症早期的各种危险信号！

所以，你认为的小毛病、小问题，在医生眼里，可能会是某个严重疾病的一种表现。那么，在看医生的时候，医生向你了解病史，最好就不要有所保留、有所顾虑，只把自己以为重要的告诉医生，而应该尽可能详细地告诉医生自己各方面的异常。那些你以为不重要的，在医生那里，没准就是一条非常重要的线索呢。

当然，除了忽视症状，也有过度紧张的。

作为一个妇产科医生，临床上经常会遇到孕妇拿着一张B超单来，非常紧张地说，医生你看，B超上说胎儿颈部见"U"形切迹，是不是脐带绕颈了啊？脐带绕颈胎儿会不会被勒死啊？是不是要剖宫产了啊？可以想象出这些准妈妈们看到"脐带绕颈"这四个字之后脑子里出现的场景——简直就是把宝宝送上了绞架！但事实上，脐带绕在脖子上，和绞绳的方向正好相反，附着点一个在上面一个在下面。脐带绕颈一圈的话，只要不是很紧，没有影响脐带血流，又没有阻碍胎头下降的话，绝大部分人都是可以顺产的。所以，如果遇上这种情况，很多产科医生可能会轻描淡写地说一句："没事儿，先自己生生看吧。"如果遇上不理解的孕妇家属那就麻烦了。"什么？生生看？这不是拿我们宝宝做试验吗！万一有个三长两短怎么办？"

确实，前面说到了，医生是最怕"万一"的，医生眼里是没有小概率的。但是，在临床工作中，你也不能事事总盯着那个小概率，否则统计学就没有意义了。医学充满了不确定性，医疗过程中充满了风险，医生的工作总是要冒一定风险的，这就需要患者也承担一部分风险。

其实，整个人生又何尝不是一次冒险呢？

面对同一个问题，医生和患者可能会有不同的看法。可能患者认为自己的毛病很重，而医生专业判断并不严重，只是给出一般处理，结果患者会认为医生不负责任；可能患者对自己的疾病认识不足，以为是小毛病，而医生专业判断其实是很严重的疾病的表现，给出很多检查治疗，结果患者会认为医生是吓唬人骗钱。其实，很多情况下，医生和患者之间的误解，是由于医学的专业性和不确定性导致的，而在专业方面，也请各位能够理解医生、相信医生。

体格检查——"简陋"但又不可替代的方法

我们已经知道了，症状，就是患者自己切身感受到的痛苦或者不适，这是患者自己的主观感受。其实，在得病之后，你的身体还发生了一些变化，这些变化你自己可能都感觉不到，但是确确实实发生了。这些变化，也是疾病带来的，也可以算作凶案现场。只是这个现场，病人不会主动交代，而需要医生主动地去寻找。前面已经提到，医生在病人身上主动寻找疾病带来变化的过程，就是体格检查；而医生通过做体格检查获得的和病人身体相关的信息，我们称之为**体征**。

体征的获得，主要是通过医生的感官，比如眼睛、耳朵、双手，也可以通过简便的工具，比如听诊器、血压计、体温计等。基本的方法包括视诊、触诊、叩诊、听诊和嗅诊。较之于症状来说，体征因为是来自医生的判断，所以相对更加客观一些。比如病人说的症状是疼痛，这个疼痛的感觉不同人的认识就不一样，相信对相同的疼痛刺激，林黛玉和江姐的反应就会大相径庭。但是，通过医生体格检查获得的信息，比如体温是不是升高了，肺部是不是有啰音，肝脾是不是有肿大，这些就都是客观存在的了。

当然，你也看到了，医生进行体格检查的工具还是简陋的，就是自己的感官或者听诊器之类的简便工具，所以，可以获取的信息也还是有

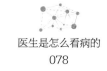

限的。医生的视力再好，也没法穿过你的肚皮看到里面脏器是不是出了问题。你也不能指望一个医生在肚子上摸一把，就可以判断肚子里的肿块是不是恶性的，经验再丰富也不行。

也许你会有疑问，在现代科技如此发达的今天，可以通过CT、磁共振之类的现代化检查方法，对人体的内部构造进行详细的检查，那么体格检查这种"原始""粗糙"的检查手段，还有存在的价值吗？答案是肯定的。而且，体格检查的重要性在临床上是不可替代的，甚至有些肿瘤的分期诊断都是依赖于体格检查的，最著名的就是宫颈癌。

目前国际妇产科联盟（FIGO）推荐的宫颈癌分期，是临床分期，就是说，如果经活检病理学确诊为宫颈癌之后，要进行肿瘤分期，需要由有经验的妇科肿瘤医生进行妇科检查，通过医生的体格检查，来感觉判断肿瘤的浸润程度，然后给出一个分期。而一旦确定了临床分期，此后的分期手术发现将不再改变分期。要知道，肿瘤的分期诊断，对于下一步的治疗，有着决定意义的指导作用。所以，有人认为这种依赖医生体检的临床分期客观性和准确性都不够，希望尝试使用CT、超声、磁共振等现代医学检查手段，以期提高分期的准确性。但是遗憾的是，这些方法普遍存在敏感性差的问题。所以，FIGO不认可使用这些检查手段的结果来改变通过体格检查获得的临床分期。

体格检查意义之重大，可见一斑！

此外，体格检查还可以通过最简洁的方法，获得生命活动质量的基本信息，我们称其为**生命体征**，主要包括体温、脉搏、呼吸和血压。这是及时了解病人病情变化最基本和重要的指标之一。和那些高端的检查技术比起来，对生命体征的检查优势也很明显：简便，快捷，易于反复进行。

所以，当电影界矫情地向老片致敬的时候，我们医学界要说，体格检查这种"古老"的检查方法，将生命长青！

每月做一次乳房自检

既然体格检查如此简便易行，无须对复杂仪器进行操作，那么，很多检查，医生能做，普通大众稍加学习应该也可以自己做。我们知道，体征可能是自己无法觉察的疾病表现，那么，如果普通人能够学会一些体格检查的方法，就可以更好、更早地发现疾病。

其实，很多体格检查的方法你也都会，比方说对于生命体征的测量，很多人可能都会。你只要把温度计放到舌下或者腋下，就可以自测体温了；搭一搭脉，就可以数出脉搏的次数。另外，一些体表的淋巴结，比如颈部、腋下、腹股沟等，也是可以自己摸到的。这样，虽然自己没有感觉到不舒服，但是如果能自己检查发现异常，比如有体温升高，或者摸到有淋巴结肿大，也可以有助于及时就医，尽早处理疾病。

作为妇产科医生，这里就为大家发放点福利小贴士，介绍一下乳房的自检。

我们知道，乳腺癌是女性发病率最高的恶性肿瘤，而且发病率还在呈逐年上升趋势。和所有恶性肿瘤一样，乳腺癌治疗的重要一点在于，尽可能地早期发现、早期诊断、早期治疗。而乳房自检，对于乳腺癌的早期发

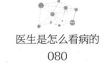
现，有着非常重要的作用。所以，美国肿瘤协会推荐，18~39岁的女性，最好能够每月进行一次乳房的自我检查。

自检的时间：最好在排卵前，如果月经周期规则的话，那么最好在月经14天之前。因为排卵之后，月经来潮之前，孕激素水平增高，乳腺腺体可能会增大。东方女性乳房的腺体组织比例比西方女性的要高，乳腺腺体饱满起来本来就是有结节感的，所以容易产生错觉。

频率：每月自查一次，最好都是相同时间，便于比较。

方法：

◎ 看：面对镜子，两臂自然下垂，两肩放平，观察双侧乳房是否对称，皮肤表面有没有异常，皮肤表面应该光滑，没有溃疡、皱缩，表面血管应该不明显，没有"青筋暴露"，双侧乳头应该对称，没有凹陷。两手叉腰，耸肩，上身稍前倾，观察双侧乳房，这时双乳房应自然下垂，要看有没有局部部位的牵拉。

◎ 摸：高举左臂，右手食指、中指、无名指按摩左侧乳房，要按照一定顺序，比方说顺时针或者逆时针。如果以乳头为原点将乳房分为四个象限的话，应该按顺序保证每个象限每一寸肌肤都被检查到，包括乳晕区，外上象限应该延伸到腋窝，看腋下有没有肿大的淋巴结。注意摸的时候应该是三个手指头向下轻压用力，而不是和大拇指一起去挤压，是摸，不是挤。如果感觉到有结节的话，要判断大小、形状、活动度，边界怎么样，质地怎么样，有没有压痛。多说一句，多数乳腺癌包块是不会感觉到疼痛的，有些年轻女性感到乳房有胀痛结节，多半是激素刺激腺体增生的原因，或者是乳腺炎。因为癌症肿瘤是很邪恶的东西，它不会这么轻易就让你觉察到的。如果感到痛就会让你提高警惕的，不见得就是不好的东西。但是如果绝经后妇女有乳房的触痛结节，那就要当心了。相同的方法检查对侧，左手检查右侧乳房。如果有异常发现，及时去看医生。

◎ 挤：挤压乳头，看有没有液体流出。如果有液体流出，要注意液体的颜色和性质，除了乳腺癌可能会有乳头溢液以外，高泌乳素血症可以有初乳一样的乳汁分泌，导管内乳头状瘤可以有淡血性液体流出，乳腺炎也可以有脓液流出。

医生在实践中积累的经验最宝贵

前面有一节叫作"**症状也会说谎**"，其实，有时候体征也会"说谎"。而体征的说谎，不是疾病的伪装，而更多的，可能是源于医生的经验和对体征理解的差异。

有个让我记忆深刻的例子。我在消化科实习的时候，收了一个住院病人，我在体格检查栏里记录了"Murphy征阳性"。Murphy征检查是一种针对胆囊的触诊方法：医生左手掌平放在患者右胸肋弓外侧缘，以左手拇指向里钩压右肋下胆囊点处，让患者缓慢吸气。如果胆囊有炎症，在吸气下移过程中会撞及医生用力按压的拇指，引起疼痛，这就是Murphy征阳性，这是胆囊炎比较有特征的一个体征。看到我Murphy征阳性的记录，带教老师查房的时候又让我在床边做了一次检查，手法没有错误，病人也反映压上去挺疼。这时候，带教老师笑笑说，你这是假阳性。Murphy征阳性的一个特点是，病人在吸气时因为胆囊被压而突然叫痛，同时，会不自主地突然中止吸气。这个病人虽然感觉压上去痛，但是不够突然，没有中止吸气的表现，所以不能算是阳性。你可以自己试试，往肋骨上用力压的时间长了，你也会痛！

这种体征的假阳性，不是疾病的伪装，而是我这个医生因为经验不足而找错了证据。

虽然上课的时候，老师会非常科学地教育大家，做体检要客观，不能人云亦云，要如实记录自己的体检发现。但是，在体检方面，医生的经验确实很重要，对尚处于学习阶段的实习医生来说，自己的判断经常会被影响。而要想不断提高，仅仅通过对书本的理解是不够的，还必须经过反复的实践和练习。这也正是仅仅靠背书是做不了好的临床医生的原因。

比如学习肺部听诊的时候，有各种呼吸音，像湿啰音、哮鸣音等。书本上对湿啰音的描述是，气体通过呼吸道内的稀薄分泌物时，形成的水泡破裂所产生的声音。然后，你在带教老师的介绍下，在一个病人身上听到了很典型的湿啰音，于是就形成了自己对湿啰音的认识，你认为这种声音就是湿啰音。再然后，你去听另一个病人，很有可能不会听到和上个病人一模一样的声音，这时候你根据自己对书本的理解，判断这也是湿啰音，接着老师来听，告诉你，这是呼吸音增粗——于是顿时天塌地陷三观俱毁啊！

所以，医生对于体格检查的训练，绝不是简简单单依靠书本上那一点点的描述就够了的，而是要不断地在临床中实践学习。医学生们刚刚进入临床实习后，差不多都会强烈地感觉到，原来书本上的这句话应该是这样理解的啊！

再比方说产科医生评估胎儿体重。胎儿在妈妈肚子里，隔着好几层肉，还有羊水，要想精确估计体重是很困难的。虽然临床上有很多估计胎儿体重的方法，B超检查对胎儿进行很多数据的测量，希望能有一个完美的估计体重的算法，但是结果很遗憾，还没有哪个方法、公式，可以精准

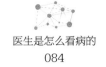
地估测出胎儿体重。其实道理很简单，B超测量几个数值估计体重，就好像你说身高一米七的人体重有多少一样，男女、胖瘦、脂肪比例等影响因素太多。有国外研究显示，利用B超估计胎儿体重，是增加剖宫产率的独立危险因素。而有经验的产科医生，相比B超，可能更相信自己的双手，就是简单地用手去摸产妇的肚子，以此来估计体重。所以平时查房，经常几个医生都摸一下孕妇的肚子，给出自己的判断，在分娩之后做对照。

这就是一个经验积累的过程。先形成自己的认识，通过逻辑的推演来预测下一个病人，如果出现偏差，就修正自己的认识，当积累到一定量的病人时，医生的认识偏差就会相对比较小了。你看，虽然体格检查是医生的一个主观判断，但是，每个临床医生在积累自己临床经验的时候，其实也是在默默地运用着科学的方法。

第 三 章
现代仪器只能提供参考

真正神秘的，不是世界如何存在，而是世界竟然存在。

——维特根斯坦（Ludwig Wittgenstein）

《逻辑哲学论》（Tractatus Logico-Philosophicus）

子曰：视其所以，观其所由，察其所安，人焉廋哉？人焉廋哉？

——《论语·为政》

医生是怎么写病历的

我们知道，孔老夫子当年写《春秋》的时候，记述历史，暗含褒贬。行文中虽然不直接说明对人物和事件的看法，但是通过细节描写、修辞手法和材料筛选，委婉而微妙地表达他老人家的主观看法，我们称其为"春秋笔法"。他的徒子徒孙们都觉得他老人家聪明，也争相效仿。同样是杀人，但是"夏征舒弑其君"就是"其罪大矣"；而到了武王伐纣，就是"闻诛一夫纣矣，未闻弑君也"。所以，文人们在选择用词的时候，都是对要表达的意思有明确的指向性的。

医生写的病史里也有相似的情况。

在询问完病史，完成了体格检查之后，医生已经对疾病的案发现场做了非常详细的勘查，是时候理清思路，得出一个初步的判断了。同时，为了防止遗忘，如果病人以后再找其他医生就医，也为了能给日后的同行提供一些信息，就有必要把现在询问的病史和体格检查的结果记录下来，这就是医生记录的病历。

病历书写的要求，除了内容要真实、格式要规范、字迹要清晰之外，对于遣词造句也有要求。比如要准确简练，要使用通用的医学词汇和术语，像"心慌""心跳"一般记为"心悸"，"拉肚子""拉稀"一般记为"腹泻"或者更明确一点的"稀水样便"。

另外，除了准确简练，因为病历可能还会给其他同行看，所以，像前面说的春秋笔法一样，医生记录内容的客观描述背后，其实暗含了医生自己的主观判断和诊治思路。

我们来看看前面几篇里举过的例子。比如我前面提到的那个Murphy征阳性的病人，如果在病历里记录了这个体征，那么，它对于胆囊炎诊断的指向性是很强的，看上去是对一个体征的客观记录，实际上是传达这样一条信息：我考虑给这个病人的诊断是胆囊炎。再比如一个育龄期女性急腹症的患者来就诊，如果我在病史里写了"否认性生活史"，这可不仅仅是字面上要表达的意思，它要传递的信息是：我可以排除宫外孕这一鉴别诊断。

所以，医生可能会向病人询问很多，可能会做一系列的体格检查，病人也可能会向医生陈述很多，但是，医生记录在病历里的内容可能就没有那么多了，而是经过了医生判断整合的、和疾病息息相关的一些内容，甚至通过一份病历的内容，就可以判断出医生诊断的过程。因此，不要小看医生写的这份病历，它实际上是经过医生专业整合的病情陈述。

所以，这里也要提醒一下，每次去医院看病，一定记得带着以前的病历，或者出院时候给的出院记录。不要以为我记性好，医生问了大不了我再回忆一遍。那些记录可是经过医生专业加工的，比你的回忆有用多了。更何况，你总可能会有遗忘，甚至记忆有时候也会出错。如果翻看你十年前的日记，是不是经常会看到惊喜：原来当初还有这事儿！那些你曾经以为的刻骨铭心，总也抵不过岁月的似水年华！而病历就起到这个日记的作用，而且是精加工过的专业日记。所以，请保管好自己的病历，下次看病记得带上哦！

许多疾病通过询问病史和体格检查，就可以得出初步临床诊断。但是，毕竟症状是病人的主观感觉，而体征是医生的主观判断，如果缺乏一个客观的依据，那么总会对这个诊断存有一定的怀疑。于是，医学上又在寻求一些客观的检查数据作为依据，这个客观的依据就是**辅助检查**。

请严肃对待验血验尿

辅助检查可以理解成是通过一些医学设备，来对人的各种生物学指标进行观察测量，最常见的包括实验室检查、影像学检查和病理学检查。

实验室检查包括各种体液、分泌物、排泄物的化验，比如各种血液检查、大小便常规、胸腹水检查等。影像学检查是通过各种方法对人体成像检查，比如X光片、B超、CT、磁共振等。病理学检查，是把从身体上取下的组织放到显微镜下观察，看各种细胞结构的细微变化。和实验室检查稍有区别的是，虽然病理学检查借助了显微镜这种医学设备，但是，最终观察和出报告的，是病理科医生，而不是某种机器。

医生在对疾病的侦破过程中，不满足于对案发现场的勘查，而是主动出击，利用更高新技术的设备来寻找线索，这就是辅助检查。辅助检查可以提供疾病诊治的实验诊断、影像学诊断或者病理学诊断信息，为临床医生最终的诊断决策提供线索和客观依据。

前面说了症状和体征都有可能"说谎"，那么由高新技术提供的客观依据也可能"说谎"吗？

先看一个小故事。

2007年的时候，浙江杭州发生过一件茶水"发炎"的怪事。一名年轻的记者，听了一句玩笑话之后，突发灵感，策划了一条"茶水验尿"的新闻。他去一家医院看病，声称自己小便有异常，医生让去化验小便。于是，他用一杯茶水充当自己的小便拿去化验，结果显示，茶水"发炎"了！于是，他从一个患者的角度得出结论：医德不堪，医生堕落，欺骗患者！

为了回击这一恶意指控，全国92家大型医院，对茶水进行小便化验，结果显示，超过九成的茶水"尿样"提示有"炎症"。这时候，大家才知道，原来这不是医生有问题，而是记者缺乏实验室检查的相关知识造成的一次乌龙事件。

那么，茶水为什么会"发炎"呢？要说起来，还是得怪检验设备太"笨"。

实验室对送来的样本进行化验，是通过各种化学反应和物理测定，来检测样本里各种物质的含量，它默认你的样本来自人体，所以，在设定各种化学反应的时候，会考虑到人体内可能存在的物质的影响。但是，茶水里各种成分和人体显然是不同的，很多成分相对人体而言可以称为杂质。这些杂质，会对检查时的化学反应和测定造成影响，从而出现"假阳性"的现象。

检验设备和试剂不是人，不具备分辨样本真伪的能力。所以，只能说检查设备太"笨"了，竟然连茶水和小便都分不清。

也正是因为设备太"笨"，所以，在进行实验室检查送样的时候，对采样、保存、运输都有一定的要求。比如检验小便常规的时候，最好取中段尿，以减少小便的污染。还有些血液化验，抽取时要空腹，甚至有些检查对抽血时间都有严格要求。而且，在做化验之前，可能还要对各种样本进行预处理。所以，你在抽血的时候可能会看到有不同颜色的抽血管，其实不同管子里放有不同的试剂，是对将要进行的检查进行预处理的。以上种种，其目的，就是要尽可能地保证所取样本的有效性。因为设备无法对样本的有效性进行判断，就要求取样人对样本进行把关，保证样本的真实有效，这也是进行实验室检查最基本的原则。只有在样本真实有效的前提下，才可能得出真实有效的化验结果。如果临床医生出于样本有效性的原因而对检验结果表示怀疑，比如有些身体状态下可能出现血液稀释或者浓缩的情况，从而干扰化验结果，那么医生就应该对检验进行复查，以求进一步明确。

怎样读懂化验单

我们希望能通过辅助检查，来获得一些诊断依据，但是，想要完全依赖辅助检查的结果来做出诊断，还是很困难的。单位体检的时候，你可能总能看到自己体检单上面上上下下的箭头，但不知道出了什么毛病，搞得自己忐忑不安。然而如果去看医生，又大多数会告诉你"问题不大"。我都这么多箭头了还问题不大？那得出了多大毛病才算大问题啊？这些上上下下的箭头到底意味着什么？

要解释这些化验单上的箭头，就又要重提那条正态分布的钟形曲线了。还记得"你会尝遍所有橘子吗"里提到的可信区间吗？化验单上的参考值，就是这个95%可信区间范围内的值。就是说，即使你不在这个范围内，也仍有5%的可能是正常的——虽然5%是个小概率。

其实，这还不是问题的全部。我们知道了"正常人"的正常值参考范围，有没有想过，如果对患某种疾病的所有病人都进行测定，那么，也就可以得出"病人"的异常值的参考范围了。凭"逻辑"推理一下，既然是有别于"正常值"的，那么异常值就应该是大于或者小于正常范围的值。然而实际结果却非如此！

如果对某病的所有病人进行测定，你会发现，他们的检测结果大多也是呈正态分布的。就是说，可能会比"正常值"高一些，但是高得有限，高出一定范围内的人数最多，然后，再高得离谱的人数就会越来越少，最终病人的检测值也是可以画出一条钟形曲线的。而最关键的是，这条钟形曲线和正常值的曲线是相交的（如图）！

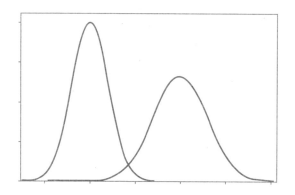

这意味着，某个正常人和某个患者，他们的这项有针对性的检查结果，竟然可能是一样的。这可如何是好？好的坏的竟然以相同的数值表现出来，那还怎么通过化验结果来做区分？医学上如何解决这种"真假美猴王"的问题呢？

这就需要我们来对这项检查方法进行评估了。如果我们能选择一种方法或者检测指标，使得正常值和异常值曲线的相交部分非常小，那么问题就好解决了。那如何判断是否选择到这么一种方法了呢？医学上有几项指标可以用来评估。

我们做某项检查，得到一个结果，假设用阳性代表这个人得病了，用阴性代表这个人没得病。那么，我们希望的结果是，所有得病的人，都能查出来是阳性的，所有没得病的人都查出来是阴性的；同时，所有查出来阳性的人，一定都是得病的，所有查出来阴性的人，一定都是正常的。但是，因为上面提到的原因，这种结果很难达到。事实上，查出来是阳性的人，可能有患者，也可能有正常人，我们分别用A（患者）和B（正常）来代表；查出来阴性的人，也可能有患者和正常人，分别用C（患者）和D（正常）来代表。那么就有了这么几个概念：

先看两个评估方法的指标：

◎ 敏感性，A/(A+C)，就是患者里查出来是阳性的概率，这个值低，说明有太多的患者被漏掉了，所以敏感性越高，漏检的就越少。

◎ 特异性，D/(B+D)，就是正常人里查出来是阴性的概率，这个值低，说明有太多的正常人被错当成患者了，所以特异性越高，误诊的就越少。

所以，我们希望的方法，当然是敏感性和特异性都高，那么漏检和误诊的就都少了。目前医学上还很少有敏感性和特异性都100%的检查，如果哪种检查方法对一种疾病的敏感性和特异性都特别高，我们就把这种方法当作这种疾病诊断的金标准。

另外，顺带介绍两个解读指标：

◎ 阳性预测值，A/(A+B)，就是如果查出来是阳性的，实际患病的概率。比方说一个指标阳性预测值87%，就是说如果你的这个指标阳性，那么你有87%的概率得这个毛病。

◎ 阴性预测值，D/(C+D)，就是如果查出来是阴性的，实际正常的概率。比方说一个指标阴性预测值95%，说明即使你这个指标查出来是阴性，也只是说明你有95%的可能是正常的。

所以，医生在选择检查方法的时候，也在考虑各种方法的敏感性和特异性问题。比如，如果某种方法的敏感性很高，特异性一般，那么通常可以拿来作为筛查的手段，把可能有点问题的人都划拉进来，但是，要用这种方法确诊的时候，就要比较慎重了。而如果某种方法的特异性很高，敏感性很强，那么就不适合用作筛查，因为容易漏检，却可以用来作为确诊的方法。

比如说在诊断梅毒的时候，就是利用不同方法的敏感性和特异性。梅毒螺旋体进入人体以后，会诱发人体产生两种抗体，一种是非特异性抗脂质的抗体，就是不单单是针对梅毒螺旋体的，我们这里称为反应素；另一种仅针对梅毒螺旋体的特异性抗体。我们通过抗原抗体实验，来检查这两种抗体。其中，对反应素的检测，操作简便，敏感性很高，感染4周就可以显示阳性，因此我们可以用它来做筛查。但是特异性低，容易出现假阳性，所以，反应素检查阳性的，不能确诊为梅毒，但如果是阴性，那么一般就可以排除梅毒。而对梅毒特异抗体的检查，针对性就很强了，因为特异性强，所以如果阳性，那么就诊断梅毒感染。但是，因为这种抗体存在时间长，所以，可能疾病都已经治好了还存在抗体，结果还显示阳性。

所以，化验单上的箭头可能是发现疾病的一条线索或者依据，但也可能只是一个假象。应该根据检查的敏感性和特异性，检查指标的阳性预测值和阴性预测值，由医生去综合判断。

看病时请遵循医生的诊断逻辑

上一篇说到化验结果的敏感性、特异性和阳性预测值，需要医生综合判断，这里就再深入介绍一下关于医生对检查结果评估的问题。如果你认为已经理解了敏感性、特异性了，那么就先看看下面的这道应用题吧。

为了保护下一代的身心健康，我们反对体罚学生，因此，医生找到了一种专门检测学生是否遭到体罚的检查方法，这种方法的敏感性和特异性都比较高，比如敏感性达到95%（就是说95%遭到体罚的学生都可以被检查出来，而没有被检查出来的5%，可能是因为损害比较轻造成的），特异性90%（就是说只有10%的可能，正常学生可能因为自己不小心造成了损害而被错当成遭到体罚，这即所谓假阳性10%）。根据实际情况，这样的敏感性和特异性已经比较理想了。而通过调查发现，某一地区有3%的学生遭到过体罚。根据上述条件，你大概估计一下，如果这一地区一个学生检查结果阳性，那么，他确实遭到体罚的概率有多少？

拍脑袋想想，估计概率应该不会低，毕竟假阳性的概率只有10%嘛，那么这个孩子实际遭到体罚的概率就有90%吗？我们来仔细算一算。

假设这个地区一共有10000个学生，那么，根据调查结果计算，应该有300个学生遭到过体罚。根据95%的敏感性，那么这300个学生中，应该有285个可以被检查出来。还有9700个学生没有遭到过体罚，但是，因为假阳性10%，所以这当中应该有970个也会被检查出来是阳性的。那么，在检查出是阳性的学生中，实际上真正遭到过体罚的概率，应该是285/（285+970）≈22.7%，就是说，如果一个学生检查结果是阳性，他实际上遭到过体罚的概率，只有大约不到23%，而不是想象中的90%！

　　作为医生，是从两个角度解读这个概率的。一方面，本来这一地区遭到体罚的学生比例只有3%，但是，如果经过这项检查提示阳性的话，这个概率就上升到了23%，说明检查结果阳性，预示着这个学生遭到过体罚的可能性大大提高了，可以理解成，如果检查结果阳性，那么遭到体罚的"发病率"就大大升高了，这个学生就成为你的一个优先关注的目标。而另一方面，检查阳性，说明遭到体罚的可能性提高，但也没有提到特别高，不过23%，连1/4的概率都不到，说明**你还不能就以此为依据判断这个孩子是否遭受过体罚**。

　　那么，为什么特异性90%的检查，它的阳性预测值却只有23%呢？关键是那个3%的发病率从中做了手脚，即使再高的特异性，被3%这么低的发病率一搅和，阳性预测值也就下降了。所以，发病率越低的疾病，相应地也就越难明确诊断，除了发病率低提供给我们的信息少之外，我们检查手段的有效性也会打折扣。这时候，我们可以利用多种检查方法来提高准确性。比如再利用另一种检查手段，如果都呈阳性，那么阳性预测值就会提高很多。因为，如果第二种检查结果阳性，在计算它的阳性预测值的时候，发病率就不再是3%，而是23%了，因为第一种检查结果阳性"提高"了疾病的"发病率"。这也是医生可能会开很多检查的原因之一。其实，不仅仅是实验室检查，包括病史、体征或者影像学检查，所有这些临床信息，每一条可能都会对实际"发病率"产生影响，从而在医生的诊断过程中起到相互印证的作用。

当然，临床检验的阳性预测值不是这么简简单单地计算出来的，很多情况下是大样本统计的结果。这里只是说明，很多临床信息，在不同病人的不同情况下，它所代表的意义可能也不尽相同，医生在综合分析不同病人的检验结果时的关注度也会有所不同，这在临床上，被称为**诊断信息的概率修订**。

了解了这个道理，我们再返回头看看前面那条茶水"发炎"的新闻，就会明白，当机器检查出样本某些值阳性的时候，给出的结果是基于样本为小便这一前提的，当样本不是小便的时候，相当于"发病率"被人为地降低了，那么阳性预测值也就大大下降了，这时候医生判断错误也就很正常了。

医生对于疾病的诊断，都是一环套一环，层层推进的，如果你冷不丁地拿张化验单来问医生是不是得了什么毛病，医生还真没法给出多么准确的判断。

影像学检查不是火眼金睛

2000年由休·杰克曼（Hugh Jackman）主演的科幻动作电影《X战警》（X-Men）在全球席卷1.5亿票房，片中各具能力的变种人吸引了无数影迷，其中休·杰克曼饰演的金刚狼拥有一双无坚不摧的利爪，让人印象深刻。电影中有一段情节，金刚狼同学答应与X教授合作之后，接受了一次全身的X光扫描。通过扫描发现，金刚狼的体内被植入了金属材料，随即，Grey博士告诉我们，这是一种坚不可摧的超金材料，一般人是没办法被植入的。

这里用到的X光透视摄片，是临床上非常常用的检查方法，从1895年伦琴发现X光之后，已经在医学上应用了100多年了。但是，X光毕竟是X光，就算它能透视，也毕竟不是什么神光，用它可以发现体内的植入物，但是，要想连植入物的材料质地也能判断出来，那就有点太过"幻想"了。当然，这也总比一些影视剧里用一些东西扫描身体后，连细胞有了哪些分化甚至基因有了哪些变异都知道要靠谱多了。

普通的可见光，穿透能力是很差的，随便找个东西都可以把它遮挡了，所以，有了用一块红布就"蒙住我双眼也蒙住了天"的歌词。但是X

光就不一样了，它拥有超强的穿透能力，可以穿透可见光无法穿透的物体，当然，在穿透之后，会有一定程度的衰减。而X光片的拍摄，正是利用了X光的这一特性。我们用胶片来感应穿透身体之后的X光，根据它穿透不同部位衰减的程度不同，来判断不同部位组织的密度、厚度的差别。这就是X光片检查的原理。

利用这种方法，我们可以看到骨折后两块断骨之间的骨折线，可以看到肺部因为炎症渗出造成密度升高而形成的片状影。还有些空腔脏器，我们可以往里面加点填充剂，通过对填充剂的显影，来了解空腔脏器内部形态学的变化。比方说钡餐检查，通过对胃里喝进的钡剂显影，来了解食管及胃壁的相应病变；比方说子宫输卵管造影，通过对注入宫腔内的造影剂显影，来了解子宫腔和输卵管的相应病变。

虽然利用X光片可以对身体内部进行观察，但是，单纯的X光片，密度的分辨力实在太差，而且要么正位片要么侧位片，把一个立体的人体，生生地拍成一张二维的平片，观察起来实在不够细致。于是，基于计算机处理和X光成像原理的新型影像学检查应运而生，这就是CT检查。CT的全称是X线计算机体层成像（computed tomography），是利用X光对人体一定厚度的层面进行扫描，然后转换为数字信号，进行计算机处理。所以，CT的图像是横断面的断层图像，分辨力明显优于X光片，可以分辨更微小的病变，可以对脑部结构或者肝胆胰脾这些腹腔内的器官进行扫描，另外，为了显示整个器官，还可以通过计算机对多帧连续的断层图像进行重建。

除了利用X光，医学上还有其他的方法来获得影像学资料。

比如磁共振（MRI），是利用原子核在强磁场中发生共振所产生的信号，进行图像重建成像。所以，磁共振检查就是让人进入一个强磁场，而没有放射线，因此也就没有什么不良作用，连孕妇都可以进行磁共振检查，而且磁共振还是检查胎儿是否畸形的非常好的手段。但是，也正是由于存在强磁场的原因，所以如果被检者体内有金属物，比如人工关节、起搏器、手术的金属夹等，就可能因为引力的作用而发生移位从而产生危险。

　　了解了影像学检查的成像原理，你就可以理解，这些影像学检查，对于病变的位置、大小、数目方面比较敏感，可以得出比较可靠的结论，但是，看到一个结节，你很难去准确判断这是一个炎性包块还是一个肿瘤，就是说，在判断性质方面，影像学检查还是力所不逮的。影像学检查无法获得病理性质的诊断。所以，你可以看到金刚狼体内被植入的利爪，但是无法判断出利爪的材料，因为这是属于"病理诊断"了。

怎样判断该做X光还是B超

　　在前言里我曾提到，我老婆怀孕期间可谓经历了各种不顺利，其中之一就是早孕期的筛查提示高危。这里应用的筛查方法，是胎儿颈后透明带（NT）的B超检查。筛查提示高危的意思，就是胎儿出现染色体异常的风险比较高。虽然检查医生也在安慰我，但当时我和老婆还是都给吓坏了，要真是一个唐氏儿可咋办啊！于是又做了进一步检查，最终是有惊无险，宝宝还是健康诞生了。那么为什么检查提示高危了，而实际上却没什么异常呢？这就要说一下NT检查这种筛查方法了。而要了解NT检查，先要知道一点关于B超检查的情况。

　　B超检查是将人体作为一种介质，利用超声波在介质内传播的特性来成像。B超图像的特点和前面几种有所不同，它通过改变超声探头的位置，可以获得任意方位任意切面的声像图，所以就具有动态、即时性的特点。而这一特点也就决定了，B超可以对身体内活动的器官进行即时性的检查，比如心脏。X光片或者磁共振获得的图像都是照片，而B超却可以在心脏跳动的时候，即时观察心脏结构和运动的每一个细节，就不再是"知人知面不知心"了。当然，B超也有弱点，因为超声在不同介质中被吸收和衰减的程度不同，在骨骼和气体中的吸收系数最大，所以，B超检查最怕碰上骨头和空气，会造成声能的严重衰减，因此，对于骨骼或者肺、胃肠道这些含气脏器，B超检查就会受到限制。另外，因为B超检查的动态和即时性，所以，对于所需要的检查切面要医生控制探头获得，因而对检查医生的要求也就比较高。

再说B超的NT检查，因为NT是0.1mm级的，实在太小了，稍微有点偏差，可能结果就有零点几毫米误差，所以对测量要求很高。除了孕周要求，还包括测量时切面要求、胎儿颈部姿势要求（不能过于仰伸或者俯屈）、B超光标点放置的位置等。这就要求经过专业训练的B超医生才能有资质去测量。当时我们宝宝检查的时候，B超医生就在反复抱怨小家伙太调皮，姿势有点过于仰伸了，这对结果还是有一定影响的。

对于医生来说，获得一份影像学的图像或者报告单并不难，但是，要真正读懂报告单字面背后的含义，就需要对所做检查的原理、各自的特长和弱点有所了解。各种成像技术和检查方法都有它的优势与不足，没有一种成像技术可以适用于人体所有器官的检查和疾病的诊断，也没有一种成像技术可以完全取代另一种成像技术。

一般来说，在中枢神经系统，头颅和脊椎骨骼的疾病，X光片可以解决大多数问题；而对颅内或者椎管内的疾病，比如肿瘤、脑损伤、脑血管意外等，则以CT或者磁共振为佳。对心脏和大血管疾病，用X光片和心脏超声大多可以做出诊断，但也有些更复杂的疾病可能需要进行心血管的造影。对肺和纵隔疾病的检查，一般先用X光片，然后根据情况选用CT或磁共振。对于腹腔和盆腔内的脏器，X光片的价值就相当有限了，B超和CT更靠谱一些，所以应用更多。

因而，要想获得一份对临床有价值的影像学诊断，就要了解不同检查方法对不同脏器、疾病的检查价值，对各种成像方法进行综合应用。有些病人去看病，张口就是"钱不是问题，给我用最先进的机器做检查，光做个B超不够，CT、磁共振都得做"。但是，看过前面的介绍你就明白了，各种检查都是各有所长的，并不是越先进的设备检查越清楚，没有哪种方法是可以包查百病的。

不要私自揣度各种检查单

话说有三个秀才进京赶考，路上遇到一位大师，得知此大师道行颇深，可知未来，于是秀才们就请教大师他们当中有几个人能考中。大师不说话，微睁双眼扫了他们仨一眼，轻捻胡须，只伸出一个手指头。三个秀才赶紧问是哪个能考中，大师就闭目不语了。仨秀才见再也问不出话来，也只好各怀想法继续上路了。待三人走后，大师的徒弟问，您是怎么知道他们当中只有一个能考中的呢？大师说，假如他们三个人中有一个人考中，这个指头就代表一个人能考中；假如两个人考中了，这个指头代表一个人没考中；三个人都考中了，这个指头代表一起考中了；如果三个人都没考中，这个指头代表一起没考中。

这一个指头很有深意，正着说反着说，理儿都让他给占了！

在影像学上也有类似的这一个"手指头"。倒不是说影像学故弄玄虚糊弄人，而是有些影像学的表现可以有多种解释，我们称之为**缺乏特异性**。

比方说很多人有过拍胸片的经历，胸片结果上可能会写着"双肺纹理增多（或者增粗）"。这个"双肺纹理增多"就有点儿像大师伸出来的那一个手指——缺乏特异性。肺纹理是肺里面的血管和气管在X光下的影像学表现，如果增多或者增粗了意味着什么呢？它可以意味着很多种情况，也可以意味着什么都不是，就是一个正常的胸片表现。正常为什么还会增多或者增粗呢？因为肺纹理正常粗细和多少本身就没有一个明确的标准，除非是非常明显的增粗增多，否则如何评判就依赖于读片医生的判断了。肺纹理增多增粗也可能是肺部某些病变的表现，比如肺炎、结核；还可能是心脏某些病变的表现，比如风湿性心脏病。所以说，如果被报告肺纹理增多或者增粗了，你也不能完全不当回事儿，它有可能确实是存在问题的。这就是缺乏特异性的影像学表现。

虽然说影像学检查是一种客观的辅助检查，很多疾病在不同的影像学检查上有不同的表现，对于疾病的诊断有很大帮助，但是，就像"一道结果惊人的应用题"里提到的那样，医生没办法仅凭一张化验单就诊断疾病，同样，医生也不能完全依赖于影像学检查，仅仅凭借一张B超单或者磁共振报告就把疾病诊断了。虽然影像学检查用机器拍出来的片子是客观的，但是，医生看到什么，没看到什么，他怎么想，怎么解读，这些都不是机器可以取代的。医生还是在用肉眼读片，**人的肉眼本来就是有局限性的，作为人他也可能存在成见或者偏见。**

现在你应该明白了，虽然影像学可以通过机器看到你身体里的零部件，但是，我们还不能简单地依赖于影像学检查就得出诊断，很多影像学表现其实是缺乏特异性的，所以，当你拿到一张CT或者磁共振的报告单时，也不要就根据字面意思去揣测了，赶紧送到专业医生那里，让医生结合你的病史和体征一起给出诊断吧。

小概率事件导致的冤假错案

在前面我们了解到，各种影像学检查其实只能看到金刚狼体内植入了利爪，但是无法分辨利爪的质地。而要想知道质地，就只有通过病理学检查了。就是说，你得把东西拿出来好好端详端详。

病理学检查，就是把从身体上取下来的组织，经过一系列加工，然后在显微镜下观察，看看细胞、组织间质有没有什么异常变化，最终给出病变组织一个性质上的诊断，我们称为病理学诊断。在很多疾病，尤其是肿瘤相关的疾病上，病理学诊断是诊断的**金标准**。它可以明确肿块的性质到底是真的肿瘤还是肿瘤样的病变（比如炎性结节）；如果是肿瘤的话，还可以明确到底是恶性的还是良性的，或者是交界性的；如果是恶性肿瘤的话，还可以明确组织学分型、恶性程度、浸润程度等。西方有句话，癌症治疗应该是"No meat no treat"。就是说，在没有取下组织进行病理诊断之前，是不能按照恶性肿瘤治疗的，病理诊断是选择肿瘤治疗方案的唯一依据，也是医疗保险赔付和医疗纠纷鉴定的依据，是其他检查技术所不能取代的。我们经常听说，有人做了手术之后，就像在等待宣判一样等一个报告单，来确定疾病的转归是好是坏，是良性还是恶性，这个报告单就是病理检查单，而病理学医生，就充当了宣判者这个角色。

病理学诊断的地位如此之高，它的宣判，几乎决定了病人的生死，那么这个判官就一定要做到客观公正、准确无误。然而（又是令人沮丧的转折），这一点在现实中确实很难做到。这项检查是通过观察病变细胞、组织形态上的改变来得出结论，可毕竟还是人在做人在看，虽然形态上的改变是客观存在的，虽然会设定很多条件来作为一个规范的客观标准，但是，病理学检查有些时候也还是会出现"这个说不准但看上去像"的情况，还是要凭借经验判断，这就难免带有一定的主观性。另外，除了形态改变本身难以明确以外，有时候还会受到技术上的制约。

比方说有一种叫作快速冰冻切片的病理学检查方法，这种方法一般用于手术当中，对手术切下来的组织进行快速处理、观察，在术中就给出病变性质（良性或恶性）、浸润范围、有无转移等诊断，从而指导手术台上的医生下一步的手术范围。这种方法的优点就是出结果快（一般半小时之内，手术医生在台上等报告），缺点是切片和染色质量不如石蜡切片好，而且取材有限，所以，快速冰冻报告和最终术后的石蜡切片报告相比较，可能会有一定的不符合率，一般2%~5%。小概率事件，但不代表一定不会发生。因而，就会出现在台上说是良性的，手术做完了，过了几天最终报告出来，说其实是恶性，手术重做！也会出现快速冰冻看上去像恶性，手术大刀阔斧地把能切的全切了，最终报告可能就是个良性肿瘤，虽然不是好东西，但不至于是恶性，手术完全没必要做那么大！这可是手术和判决书啊，如此严肃的事情，怎么能一会儿良性一会儿恶性的，你病理医生没长眼吗？！病理医生长眼了，而且对冰冻切片可能会更仔细更慎重，即便如此，也还是有犯错的机会，搞出些"冤假错案"，这实在是"我本将心向明月，奈何明月照沟渠"啊！

第 四 章

医生是靠什么做出诊断的

生命短暂，医术恒久，危机转瞬，经验危险，决定
不易。

——希波克拉底

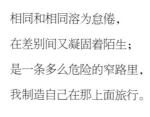

相同和相同溶为怠倦，

在差别间又凝固着陌生；

是一条多么危险的窄路里，

我制造自己在那上面旅行。

——穆旦《诗八首》

个人经验vs临床思维

可能很多人在有点小毛病不舒服时，思路是这样的：

1. 先看看能不能熬一下，如果过两天就好了，那么就继续过着幸福快乐的生活，小毛病不舒服这事儿也就忘了。

2. 如果过两天还是不行，那就不能熬着了，想想以前有没有类似情况，或者听说哪个亲戚朋友同学同事也有过这种情况，他们是吃了点什么药还是用了个什么偏方，那么我也试试，如果管用，那么就继续过着幸福快乐的生活，这次的"治病经验"可以留着下次再用或者传播给周围的人。

3. 如果还不管用，那就要去医院找医生看看了，到医院了嘛，这就是治病的地方，自然就不愁问题解决不了了。

总结一下流程其实很简单，见下面的图。

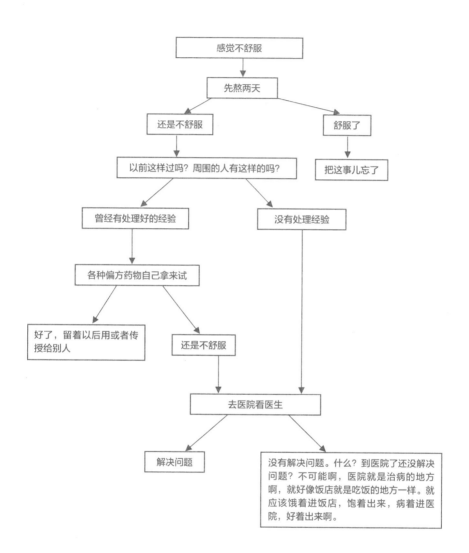

这种思路，在学医之前的我，还有我的亲戚朋友身上，都会经常看到。只不过我做了医生之后，亲戚朋友在第二步找人打听经验的时候，就会有的放矢地去找人——那就是找我——打听了，比方说头疼脑热、腹痛腹泻、关节酸胀等。当然，基于我的专业，更多的可能是不孕不育、肌瘤囊肿、怀孕分娩之类的了。如果我被咨询到，那么我给出建议的依据，肯定不是过去得病的经验，而是会以医生的思维去分析问题寻找方法，其实，这已经相当于从第二步直接进入第三步了。但是，在亲戚朋友那里可不是这样，尤其是上了年纪的长辈们，在他们看来，我的身份角色还只是他们到处打听的小辈之一，这仍然还只是第二步，当我给出的建议和他们既往的经验有所冲突的时候，他们还是会若有所思地说一句"哦，那我还是去医院看看医生吧！"你可以想象一个医生听到这句话之后内心翻滚的窘态吗？

那么，一个医生在看病时候的思考方式，和七大姑八大姨们介绍的"治病经验"相比，到底有哪些不同呢？

再说一件我实习时候的事情。

当时刚刚进入临床实习，在普外科轮转。有一天感觉右侧腹痛，时轻时重，是绞痛还是胀痛自己也说不清楚。在普外科实习，又是腹痛，这么一个送上门来的病人可不能放过，于是我的小伙伴儿们都来了兴趣，像模像样地问我病史，之前有过这种情况吗？跟吃饭、大便有没有关系啊？什么情况下会缓解或者加剧啊？诸如此类撒网式的问题，然后让我躺床上查体，这边按按那边按按，压痛反跳痛查一个遍。最终的结论是，什么毛病不好说，可能性多了去了，从炎症到肝癌，甚至心脏病，都不能完全排除，还是去问一下老师需要做哪些辅助检查吧！

于是，我的小伙伴儿们带着我这个病人来到带教老师那儿，向他汇报了病史，然后请示下一步的处理。带教老师简单问了几句，然后就分析，腹痛主要在右侧，先看从外到里的解剖结构，皮肤腹壁的毛病可能性比较小，腹腔内右侧脏器主要是肝胆还有肠管，只是腹痛而没有发热，一般情况良好，那么炎症和出血性的疾病暂不考虑，当然，胆囊炎、胆囊结石也可以有这种表现，但是看上去不是很像，可以做个肝胆B超排除一下。至于肠道的疾病，胃口和大便情况都正常，也暂不考虑炎性疾病，而且腹痛是阵发性，也不太像阑尾炎，所以肠道痉挛的可能性比较大。所以，可以先观察观察，如果放几个屁解个大便就好起来了，那么就没问题了，如果还痛，那么有必要做个B超排除一下。

一通分析听下来，我和我的小伙伴儿们都惊呆了。这哪是在看病啊，这分明是在给我们讲课啊！而且，老师竟然没有考虑我会不会有恶性肿瘤的问题，没有考虑我会不会有心脏病的问题，没有考虑我会不会有肾脏膀胱输尿管之类的问题，而是直奔主题，太酷了！

故事都要有个结局，这个故事的结局就是，我也忘了有没有放几个屁或者解过大便，反正没过多久，肚子就不疼了，然后我就把这事给忘了。你看，折腾了半天，结果其实就是一个普通人看病的第一步嘛——熬两天，好了，也就忘了。

从我的这次腹痛事件上，你可以看出我和我的小伙伴儿们与带教老师之间，在诊断思路方面，还是有着巨大差距的。这个差距至少表现在：

1. 我们在分析问题的时候缺乏最基本的寻找线索的能力，面对一个疾病，找不到一个突破口和切入点，问诊和查体都做完了之后，也还是没有思路，以至于需要靠辅助检查来提供线索。而带教老师从一开始就有一个明确的线索：从解剖结构入手，这样，要搜索的范围就大大缩小了。

2. 正是因为没有线索，所以我们只能靠撒网式的提问，按照教科书上关于问诊部分讲的那样，从起病情况诱发因素，到疾病发生发展伴随症状，再到加剧缓解因素等，一个一个地问个遍，但其实并不知道问这些的目的是什么，可以从中获取哪些信息，也就更谈不上如何利用这些信息了。而带教老师在缩小了搜索范围之后，有针对性地问诊，简单明了，每一个问题，都对应着自己的一条诊断思路，所获得的信息，要么成为诊断的依据，要么用作排除诊断。

3. 正是因为问诊和查体缺乏针对性，所以，我们所获得的信息无法有效地帮助最终获得诊断，到最后只能依赖于辅助检查来提供信息。但是，即使是依赖辅助检查，也因为诊断思路不清晰，所以不知道哪些辅助检查手段有利于获得有价值的信息。如果不是询问老师，其结果必然是开出大量的检查单和化验单，又是一个撒网式的检查。而带教老师对辅助检查的态度，完全是在自己已经有了临床诊断之后，对自己诊断的一个证实，是在必要时有针对性的检查。

比较之后就会发现，当时我和我的小伙伴儿们都是稚嫩地分析问题，甚至可以说毫无思路可言，还处于新手上路阶段。而带教老师的思路，则是一种成熟的临床思维，一种临床范儿。教科书上对这种临床思维的讲述，只能是笼统的、概括性的、原则性的，因为作为教科书，它首先要正确，又无法穷极所有的实例，所以在讲述的时候就无法做到非常具体。而关于症状学的诊断思路，教科书为了做到全面，也就只能牺牲细致。一个腹痛症状，它需要包括所有的可能性，那么也就难以具体说清楚每种可能性应该做何思路。要知道每种疾病应该如何诊断，就要按照各个系统的疾病去学习了。所以，这种临床思维的养成，没法完全依赖教科书，一定程度上需要在临床实践中不断总结摸索，就是说是一种经验。

医生如何做出诊断

刘德华在新片《盲探》中饰演了一位眼盲心明的神探，总是可以先人一步判断出凶手。而他常用的方法，就是模拟凶手作案时的情景，包括去体会凶手和被害人当时的处境以及心理变化。

医生在诊断疾病的时候，就是在寻找临床表现背后的凶手，也使用了和华仔相似的方法。各种临床表现（症状、体征、辅助检查结果），都是疾病发生发展的一个结果，随着基础医学的发展，对各种疾病的病理生理学机制了解更加深入。对疾病来龙去脉的了解，也就是对凶手作案的一次模拟——去探寻这个疾病究竟是如何导致了今天的这些临床表现。每一个临床表现，都是帮助你模拟案情的一条线索，沿着一条条线索，把整个案情串联起来，对每一个表现都能做出合情合理的解释，那么你的判断可能就对了。

总结一下这个过程。

首先，解读症状，应用各种方法，把最先获得的线索梳理出一个头绪。比如，可以先从解剖结构入手，框定几个可能性最大的系统。有时候，第一眼看到病人的主诉的时候，心里就已经有一个大体的诊断方向了。然后通过详细而有针对性的问诊，了解病人的起病经过，结合其过去史、个人史等信息，层层筛选，在头脑中建立起一个**第一假设诊断**。就是说，在问病史的时候，疾病的大体轮廓已经开始浮出水面了。

然后，进行仔细的体格检查，发现病人的体征，并考虑这些体征的存在是否可以支持第一假设诊断，这是对第一假设诊断的验证和补充。当然，有可能体格检查的发现，不能支持第一假设诊断，这就相当于对案情重演过程中出现的不合理现象，按常理来说，凶手不该有这种反应，那么说明，之前的假设可能存在问题。又或者在此基础上，形成了第二或者第三假设诊断。将问诊和查体所获得的资料进行整理和归纳，找出病人存在的问题的关键。这时候，医生已经对该疾病有了一个**初步印象**了。

接下来，就是CSI（Crime Scene Investigation，犯罪现场调查）时间，我们的刑事鉴定科学家们要登场了，这就是辅助检查。CSI的工作是辅助破案，他们不管审讯或者背景调查，而是利用科学手段调取现场的各种证据，从而使案件得以顺利侦破。所以，当医生对疾病有了初步印象之后，就需要辅助检查的一些客观指标，来帮助证实或者排除一些可能性，比如肯定第一假设诊断，排除第二、第三假设诊断。当然，在某些线索太少、信息不足的情况下，辅助检查也可以为诊断提供一定的线索。

前面介绍了医生在看病时一般的步骤和流程，接下来介绍的是医生在对获取的临床信息进行归纳和总结时所遵循的原则。

从惨痛的病例中汲取经验

　　虽然说怀孕生孩子是一次冒险的经历，尤其是分娩前后的一段时间，甚至是有生命危险的，但是，随着医学的发展，目前的孕产妇死亡率是明显下降的，尤其一些经济发达的省市，孕产妇死亡率已经降到了发达国家水平。为了提高医疗质量，控制孕产妇不良结局的发生，专业医生们会定期回顾过去一段时间内全省或者全市的孕产妇死亡病例，从中发现问题，汲取经验教训。下面就介绍其中的一个病例。

　　这是一个重度子痫前期的病人。重度子痫前期是妊娠期高血压疾病的一种，而且是比较重的一种。看过电影《北京遇上西雅图》的就知道，电影里的文佳佳后来得的就是这种毛病。它表现为严重的高血压，并且体内的蛋白从小便中漏出，全身的小血管痉挛，进一步加重可以影响身体各个系统，造成全身性的损害，比如肝脏功能的损伤、神经性水肿、溶血等。而比较常见的是神经系统的症状，可以有头晕、眼花症状，甚至发生抽搐。

　　这个病人因为重度子痫前期住院治疗，医生给了常规的治疗，病情看上去还算稳定。直到有天晚上，病人感到恶心，呕吐了几小口，而且感到右上腹的隐痛。值班医生根据症状，认为恶心呕吐了嘛，应该是消化系统出了问题，而和产科关系不大，所以并没有引起重视。随即到了第二天，病人情况急剧恶化，发生了严重的贫血和血小板的减少。虽然后来做了急诊的剖宫产手术，但还是没有挽救得了产妇的生命。

这一例死亡病例，在专业医生看来是非常惨痛的，因为医生在判断上出了问题。重度子痫前期的病人，如果出现上消化道症状或者右上腹的疼痛，首先应该考虑的是在重度子痫前期的基础上合并了更加严重的HELLP综合征，而不应该考虑消化系统的疾病。HELLP综合征是重度子痫前期的一个严重并发症，处理原则应该是积极对症治疗后尽快终止妊娠。而上面提到的这个病例里，医生在诊断上出现的错误，就是违反了"一元论"。

一元论可以看作奥卡姆剃刀法则（Occam's Razor）在临床医学上的一个应用。奥卡姆剃刀法则的简单表述就是"如无必要，勿增实体"，用在临床上，就是尽量用一种病或者病因来解释所观察到的临床现象。很多疾病的临床表现都不止一个，如果有一种表现就考虑一种疾病，病人有五个临床表现，就考虑五种疾病，那么，会让医生的判断非常混乱，也就容易犯错。像上面提到的这例死亡病例，重度子痫前期的病人，尤其是如果合并了HELLP综合征，是可以有全身各个系统表现的，这些临床表现都应该由重度子痫前期这一种疾病来解释，然后根据表现的不同，来判断疾病的严重程度。但是，在这例死亡病例中，在病人有重度子痫前期的情况下，医生还是用其他疾病来解释病人新出现的症状，以为有消化系统的问题，从而出现了错误判断，延误了病情。

当然，需要解释一下的是，在这里提到的各种医生遵循的原则，只是建议医生在临床工作中常用的方法，思考问题的常用思路，而不是法则更不是法规。不是说遵循了这条原则就肯定是对的，如果违反了这项原则就一定犯错误，不是这个意思。而只是说，如果遵循这样的原则，那么犯错误的机会可能会小一点。医学是一个矛盾体，当强调一条原则的时候，原则的反面可能不代表错误。

比如一元论的原则，像上面提到的这个病例，如果医生在判断的时候遵循了一元论的原则，发现病人新的症状，也依然从重度子痫前期这一原发疾病出发去考虑，可能就会发现病人的病情在加重，从而为抢救争取到一定的时间。但并不是说只有遵循一元论才是对的。我们有句古语叫作"屋漏偏逢连夜雨"，谁说得了一种病就不能再得另一种了？我们还都知道一个词叫作"百病缠身"呢，尤其对于年老体弱的人来说，他确实可能同时罹患多种疾病，比如在患有慢性支气管炎的同时，还存在骨质疏松的情况，那么这位病人的咳嗽和下肢瘫痪可能就不能用一种疾病来解释了。这种情况其实也并不少见。另外，就算是遵循了一元论的原则，可能不同的疾病都会有这些临床表现，用A病和B病都可以解释，也不能保证你的最终诊断就是正确的。这里再讲另外一个孕产妇的死亡病例。

这是一个因为胎儿畸形做引产的孕妇，一般比较常用的方法，是把一种叫作利凡诺尔的药，打到羊水里面，诱发宫缩，然后像分娩一样把小胎儿生出来。这种方法简称雷羊引产。雷羊引产的方法安全有效——多数情况下，安全有效。但是，因为要往羊水里打药，所以，还是会有一定的宫内感染的风险。这个病例，就是在打药后一天，病人出现了畏寒和高热，体温40℃，而且病情进展迅速，很快出现了血小板下降甚至弥漫性血管内凝血的表现。弥漫性血管内凝血（DIC），是一种严重的凝血功能异常。人类血液有自凝的功能，但是，出现DIC之后，会消耗大量凝血物质，导致无法控制的大出血。这时候，产科医生的判断是宫内感染合并感染性休克，于是给予强效广谱抗生素治疗。但是病情进展太快，像脱缰的野马一样，即使用上抗生素，好像也拉不住它向前狂奔的脚步。这让产科医生们开始怀疑自己的判断——难道不是感染性休克？于是，产科医生请了内科医生来会诊协助治疗。内科医生看过病情后，也认为如果是感染的话病情进展实在太快，快得令人难以置信，所以，他考虑可能不是感染性休克，而是一种叫作血栓性血小板减少性紫癜的罕见疾病。这种疾病大多数也是以高热为临床表现，并且出现血小板减少和DIC，病死率极高，超过50%，有效的治疗可能只有换血了。这时候，产科医生的治疗思路就被打乱了，如果不考虑感染性休克，那么应该尽早换血来争取抢救的成功率。最终，病情进展实在太快，病人没有等到换血或者进一步的治疗。可以说，这个病人是在"稀里糊涂"中死去的。不过，这个事情最终还是有结论的，因为血培养的报告显示，病人血液中有大量细菌繁殖，从而证明死因就是感染性休克。只不过，报告出来得太晚了——在病人去世后的两天！

所以你看，在这个病例中，产科医生和内科医生都是遵循了一元论的原则，结果却得出了完全不同的结论，而每一个结论的得出，在当时看来都是证据确凿的。但是我们知道，如果有两个完全不同的结论，那么至少有一个是错误的，运气差了，可能两个都错了！有一个关于医生诊断的格言是这样说的："如果有一种动物看起来像鸭子，走起路来像鸭子，叫声也像鸭子。猜猜看这是什么？这就是只鸭子！——但也有可能不是。"

医生首先推理大概率病因

佩里·克拉斯（Perri Klass）是纽约大学小儿科与新闻系教授，是美国妇女图书协会奖的得主。他曾经做出过这样的评论："每个疾病的全部临床表现描述起来都是类似的，因此，如果你把所有可能表现的症状进行罗列枚举，最后会发现它们都是彼此重叠的！"确实如此，很多疾病从临床表现看起来，就像是孪生兄弟，从五官到身材，你都很难区分。就像上一节中提到的那个雷羊引产的孕妇，感染性休克和血栓性血小板减少性紫癜，在表现上就是如此相似。或许有人会说，世界上没有两片完全相同的树叶，你觉得这两个疾病很像，一定是你漏掉了其他重要的细节——虽然可能很细微，却可以决定两者差别的细节！或许如此吧。但是实际中，当你把新发现的细节作为疾病A的依据时，又如何确保它不是疾病B的另一种表现呢？

对于医生来说，这确实是一个难题。其实更大的难题还不是到底选A还是选B，而是你必须在这对孪生兄弟中做出选择！而一旦选择好，那么通常是要沿着这个选择走下去，而且通常是——不撞南墙不回头！而一旦你撞上南墙了，下一步可能不是重新选择，而是，先要为这次撞南墙的行为做出补救而付出努力。你可以体会到医生在做每一项决定时的压力了吗？很多时候这不是在看病，而更像是在赌博。当一个病人来到你面前的时候，你就被带上了一个赌局，而赌局的庄家就是上帝！在这场赌局中，你要想尽一切办法让自己赢。当然，很多时候可能并不都那么顺遂心愿，如果在赌局进行过程中，你发现情况不妙，那么可能就需要再想尽一切办法，让自己不要输得太惨。

赌博是一种刺激性的游戏，原因就在于它的**不确定性和不可预知性**。"就算我这一局输了，但没准下一把就全赢回来了。"这是一种非常低级的赌徒心理，抱有这种想法的赌徒，大多数下一把输得更惨，直到倾家荡产赔上卿卿性命。而真正的"赌神""赌圣"们，他们之所以可以称为赌场的"常胜将军"，凭的不是对下一局就能获胜的憧憬，而是自己有一套可以获胜的手段。而医学原则，就是尽可能地为医生们提供一点可供选择的方法，以尽可能多地在赌局中胜出。

像前面提到的选A还是选B的难题，其实就是赌博中的押大还是押小。如果根据以往经验，在某种情况下开大的概率有七成，开小的概率是三成，那么，对于一个理性的赌徒来说，他最好押大，因为这样获胜的机会更大。在临床上，这就是**首先考虑常见病**的原则。

这个原则的原理很简单，同样的临床表现，A病的发病率为70%，B病的发病率40%，C病的发病率10%，那么，首先考虑A病显然是最明智的选择，因为有七成的可能性。热播美剧《实习医生格雷》里曾经提到过一条医学格言："**如果听到马蹄声，首先要想到的是马，而不是斑马。**"这里的斑马，代表一种非常特殊的情况，就是说，当你面对一系列临床表现的时候（听到马蹄声），首先应该考虑的是可以引发这些表现最常见最一般的疾病（普通的马），而不是某些特殊情况（斑马）。遵循这种原则，那么你能够赌赢的概率最大，而且节省时间。

比如前面提到的雷羊引产的病人，根据病人的症状和化验结果，再结合曾有羊膜腔穿刺的病史，产科医生做出的诊断"感染性休克"，应该就是出于首先考虑常见病原则做出的，产科医生的诊断和处理是遵循原则的，而且最终的结果也证实产科医生的判断是正确的。而内科医生的诊断，则是考虑了一种发病率极低的疾病，那为什么被请来会诊的内科医生，竟然会不顾常见病原则而做出这样的判断呢？

因为，在内科医生被请来之前，产科医生们已经根据自己的诊断进行了处理，但是结果并不理想。虽然最后结果证实，当时产科医生们的判断是正确的，但这都是事后诸葛亮了，在经历这件事的时候，你并不知道自己的判断是否正确，只能根据病情的变化来做进一步判断。如果处理的结果不理想，这时候你就要小心是不是自己开始的选择是错误的，如果是错误的，那么可能就要撞上南墙了，如果预计自己将要撞上南墙，那么明智一点的人，会在隐约看到南墙影子的时候就拉刹车，以期让自己不至于撞得太惨。而在治疗过程中病情的恶化，在医生看来就是那隐隐约约的南墙的影子，而内科医生就是在这种情况下做出的判断。

这时候，在内科医生看来，那条斑马的医学格言就要做一下修改了，变成**"如果听到马蹄声，不要只想着是马，它也有可能是斑马！"**这时候就要求医生具备更广阔的思路和阅历，何止斑马，恐怕甚至连河马都要考虑一下呢！ 虽然在这个病例中，最终结果证实内科医生关于"斑马"的猜测并不正确，但是，更多情况下及时地改变思路还是很有必要的。

医生更喜欢做有罪推定

　　曾经有次在门诊，有个不规则阴道流血的病人来看病，在询问过病史之后，我让她去做尿妊娠试验。她突然就发火了，"你这个医生什么意思？我已经告诉你了，我都40岁了，上环都上了10年了，还怎么可能怀孕？你这不是乱做检查吗！"我告诉她，从年龄和避孕方式来看，怀孕的可能性确实不大，但并非绝对的不可能，而万一怀孕了，而且又是宫外孕的话，宫外孕包块破裂是会很快要命的，我必须得把这种可能性排除掉。后来，病人去做了妊娠试验，证实确实是怀孕，后来的检查也证实确实是宫外孕，最后病人去住院治疗了。

　　看了这个小例子，是不是感觉我都有点儿神医的味道了？其实一点儿都不神，这事也一点儿都不特别。还记得**"难道自己怀孕了都不知道"**里的那个例子吗？每个人对于怀孕的敏感性都是不一样的，所以，对于每个育龄期不规则阴道流血的病人，医生都会常规排查一下宫外孕。而我的病人中，真正命中的，其实也没几个，更多的，是做完妊娠试验后发现确实没有怀孕。但是，不管命中率是多少，这个排查都是很有必要的，它体现了一个原则：在诊断时，**需要优先考虑排除预后不良和对健康有显著影**

响、可致死致残的疾病。

上一节介绍了常见病原则，这种原则的好处在于可以使赌徒们的赢面更大一些。而这里讲的另一个原则，则是尽可能地让赌徒们不至于输得太惨。

这个原则属于一种排除性的诊断，"优先考虑排除"不是说不考虑，而是优先考虑，把这种疾病作为待排疾病的第一序列。就是说在赌博的时候，你要先评估对手是否存在某种情况（比如说出老千），在这种情况下你可能会输得倾家荡产，所以，必须先把这种情况排除掉。

优先考虑排除的诊断，我们不关心它的发病率，只关心结局，只要结局足够糟糕，我们就应该把它放在待排疾病的第一序列。在这个问题上，之所以我们不考虑发病率，即使再低也不能掉以轻心，就是因为在"医生眼里没有小概率"中提到的，我们永远不知道这个小概率事件发生在什么时间、发生在哪个病人身上，所以就只好把接诊的每一个病人，都当作那个可能的小概率去排查，只因为如果一旦漏掉这个病人，结局承担不起！

这个原则被应用最多的，可能就是在恶性肿瘤的诊断中了。在前面我曾经提到过癌症早期的危险信号，这些信号都是对医生的提醒，如果在就诊的病人中发现存在这些问题了，你应该提高警惕，首先排除相关的恶性疾病。比如乳房上有个包块，按照发病率来看，可能性最大的应该是纤维瘤，但是你应该想到先排除一下乳腺癌。比如有病人反复饭后恶心呕吐，可能就是一个消化不良，但是你应该想到先排除一下胃癌。排除的意思就是，先假设病人就是得的这种病，然后像《盲探》里的庄士敦模拟凶手作案时的情景一样，做出相应检查，为排除诊断寻找证据。

当然，这里的寻找证据可能只是做一个很简单的检查就可以排查，比如开头提到的妊娠试验，只要是阴性了，那么我就可以认为排除了。但是，还有些时候，排查起来并不是那么容易，可能需要下很大功夫。然而，你经历千辛万苦之后，可能发现，原来上当了！

我的三叔曾经被怀疑得了肺癌，肺部有个阴影结节，经过各种检查，越查感觉越像，唯一不能支持的，是没有拿到活检的依据。但是，活检提示恶性，可以肯定恶性；活检没有查到，就一定可以排除吗？毕竟其他的临床表现都高度怀疑了啊！于是家里人经过反复考虑，最后还是决定，开刀，切除带有病灶的一叶肺。手术做完，最终的病理结果显示——不是癌症！面对这么一个结果，作为病人和家属，我们做何感想呢？至少我的三叔和三婶是有一种劫后余生的庆幸，而且从此我的三叔成功戒烟。

可是，再仔细想想，不是那么回事儿。我三叔确实是劫后余生了，但是，他的这个"劫"根本就是医生带来的啊！因为，他本来就没有那个癌症啊！是医生发现了他肺部的包块，做了各种检查，给他本人和家人带来了沉重的心理负担，然后，我三叔还不得不接受了一次开胸手术，来完成了这个"劫"的高潮部分。最后，你告诉我，恭喜你，你没有癌症。可是我本来就没有癌症啊，不开刀也没有癌症啊，但是心理压力也承受了，手术也做了，你来恭喜我，让我喜从何来？

医生，经过了种种折腾，让病人承受了种种痛苦之后，却只是告诉了他这么一个令人哭笑不得的"喜讯"——你没病！

是的，"病人"其实没病，是医生有病——作为一个赌徒，输不起的病。为了排除可能的最差结果，医生会想尽各种方法，用尽浑身解数，只为确确实实证明"你没病"。这就是"优先排除"的原则，根据这一原则，你在病历上可以看到很多的"某某癌待排"或者"某某癌？"这样的诊断，而这一原则必然带来临床上的高误诊率。在医生看来，这只是一个排除诊断，而病人则会背上巨大的心理负担。像我三叔这种情况，绝非个例。我的一位医生前辈，也是因为怀疑肺部恶性肿瘤，接受了一次胸部手术，最终结果也是证实病变良性。而这次经历，让我的这位前辈有一种经历死亡的感觉，从而对人生观也产生了影响。这么一个看似简单的原则，在医生的诊断书上就是个简简单单的"待排"或者更简单的"？"，但是在病人那儿，就可能是各种各样的检查甚至是手术。这是一个看上去多么缺乏人性的原则啊！

是的，看上去缺乏人性，但是它有"赌性"。

要知道，医生的判断就是一场赌博，根据这个原则而误诊了，赌错了，这是个小输，即使病人经受了巨大的心理压力甚至承受了手术的痛苦，在医生看来也是完全可以接受的，因为都还有挽回的余地。但是，如果没有按照这个原则，最后漏诊了，延误了治疗时机，对于那个病人来说，可能就输掉了全部，这是让医生自己无法宽恕自己的失误。是的，像我三叔或者我的那位前辈这样的病人，手术做好了，才发现原来他们没有病，是医生错了。但是，医生不会总是犯错，一旦手术之后证实确实是癌症，那么能够早期发现、早期治疗，和漏诊之后让疾病进一步进展相比，病人的结局是天壤之别。就像我开头提到的那个宫外孕病人，在经过了多次误诊之后，真的有这么一个病人，没有因为医生的遗漏而出现包块破裂大出血丢了性命，虽然对于被误诊的病人来说，确实给他们带来了一些麻烦，而对于这个病人，医生就挽救了她的全部。

被医生错误地诊断为绝症，有点像前苏联笑话里，克格勃半夜敲自家房门，结果发现其实走错了一样；也有点像法律上的有罪推定。在法律上，刑事诉讼的通行原则应该是无罪推定的，就是说如果未经证实和法庭宣判有罪之前，应该视其无罪，同时疑点从无。而在医学上，对于那些可能的危急重症，我们则是有罪推定，在没有确定之前，要先假定它"有罪"——"宁可错杀一百，不能放过一个"！这个原则看上去有些残酷，但确实有用。

好医生诊断有针对性，撒网式问诊的医生继续加油

威廉·奥斯勒爵士（Sir William Osler）被誉为现代医学和诊断学之父，是约翰·霍普金斯医学院的创建人之一，他的许多经典教诲指导了一代又一代的临床医生。他曾经说过，注意聆听你的病人，诊断就在他的主诉里。从另一个角度也说明，医生的诊断，从病人开始回答"为什么到医院里来"这个问题的时候就已经开始了。但是，病史只是病人的主观感受，这样的临床信息太过粗糙，而且，相同的症状，背后的疾病可能不止一种。那么，医生就需要一步一步排查，寻找幕后的真相。这就是诊断中的另一个原则，**鉴别诊断原则**。这个原则，在前面已经有所涉及了，就是你在根据临床信息推出结论的时候，不能简单地就得到一个结论，为了尽可能少犯错误，根据相应的临床信息，医生可能还会多考虑几种相关疾病，然后将其一一排除。

之所以有这个原则，是因为存在"同病异症，异病同症"。这里的症已经不单指症状，而是指各种临床信息，包括症状、体征和辅助检查。"同病异症，异病同症"的意思很简单，同一个疾病可以有各种不同的临床表现，而相同的临床表现，可能来自不同的疾病。例如感冒有些人表现

为咳嗽，有些人表现为鼻塞，还有些人则是喉咙痛。假设疾病A可以有a、b、c、d多种临床表现，疾病B可以有b、c、d、e的表现，疾病C可以有c、d、f的表现。那么，当一个病人是因临床表现C来就诊的时候，你就要同时考虑ABC这三种疾病的可能性，因为它们都有可能有c的表现。当然，你可以根据常见病原则，首先考虑A疾病，此时B和C就成为你的鉴别诊断，你需要进一步地挖掘信息，包括询问病史、体格检查，或者做相应的诊断试验。如果你进一步发现病人还存在a的表现，而B和C的疾病是不存在这种表现的，那么就可以排除B和C的诊断，确立A的疾病诊断。而如果你同时发现了f表现而不是a，那么就说明你此前的假设A疾病是错误的，而C疾病不能被排除，相反，它应该被确立为最终的疾病诊断。这就是鉴别诊断简单的逻辑模型。

鉴别诊断的原则，是为了使医生尽可能少犯错的一种非常实用的原则，当然，也不能把这个原则太过理想化。

对于排除诊断，在上一节中你也见识过了，为了排除恶性疾病，病人可能要承受手术的痛苦；而鉴别诊断可能并不是那么严重的恶性疾病，而只是和假设诊断有点相似的其他疾病，但是要做到排除，可能也没有简单多少。如果这需要更加昂贵复杂的辅助检查，甚至是侵入性的检查时，在病人看来可能就没有那么容易接受了。毕竟，折腾半天，花了这么多钱，却只是为了排除一种诊断的可能性。尤其是在我们国家，大部分医疗费用需要个人承担的情况下，医生进行鉴别诊断的花费，在一些病人看来，可能就会当成是一些医生骗钱用的过度检查了。

所以，在提到鉴别诊断的时候，就要再提一下进行诊断试验的一些原则。

为了排除鉴别诊断证实假设诊断而做的进一步检查，就是诊断试验，广义上包括体格检查和辅助检查。体格检查操作方便，而且价格便宜，所以不会让病人感觉有什么特别。但是，有些辅助检查做起来就不是那么方便，可能要排很长时间的队，花费又高，甚至有些可能是有创的，那么就要对这些检查进行一些规范。这个规范比较简单地概括就是萨顿法则（Sutton's law）。

萨顿先生不是医生，更不是什么哲学家，而是一个江洋大盗，靠抢劫银行成为百万富翁。后来他被警察抓住，法官审问他时问他为什么抢劫银行，他的回答很简单："因为那里有钱，哪里有钱就去哪里抢！"这就是萨顿法则。用在医学的辅助检查上，就是考虑哪里有问题，就去做针对性的检查，而不是不经归纳思考，就开出一大堆的化验和特殊检查。采集病史时可以做撒网式的询问，为的是尽量避免遗漏，但是做辅助检查的时候，不是做撒网式的检查，而应该有针对性。

另外，前面也已经提到过，选择诊断试验时，还要了解所选试验的敏感度和特异度。在排除诊断时选用敏感度高的诊断试验，试验结果阴性，就有较大把握排除该诊断；而选用特异度高的试验来明确诊断。经过第一批筛选检查后，如果已经可以正确解释假设诊断，排除其他鉴别诊断了，就不必再做进一步检查了。

其实病人也大可不必过于担心医生开了太多不必要的检查，医生开检查的目的，是为了获得更多有效的临床信息，从而帮助自己进行有效的逻辑推论。但是，如哈佛大学温斯坦教授（Milton C. Weinstein）所言："如果收集了过多的信息，则可能阻碍临床的推导过程，因为信息的绝对数量会削弱医生对相关指标进行分类筛选和集中关注的能力。"医生搜集的每一条临床信息，背后可能都代表着几种疾病，如果搜集的信息太多而缺乏针对性，那么它们背后的疾病种类就会越来越多，到头来，不但不能排除

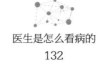
诊断，反而会使自己要考虑的越来越复杂而难以理清头绪。所以，有时候会在临床上见到年轻医生请示上级医生，要不要给病人再加做某项检查，上级医生摇摇头说："不要做了，那只会给你自己添麻烦。"——真正有决定意义的检查一个就够了，不要以为多做的检查都会提供新的线索，有时候那只是些迷惑你、误导你的不相干细节。关于对各种临床信息采纳取舍的问题，在下一节中还会有进一步的描述。

以上几节简单介绍了医生诊断时所遵循的几个常见的原则，包括一元论原则、常见病原则、优先排除原则和鉴别诊断原则。当然，临床诊断过程中的原则肯定远不止这些，比如在确定假设诊断过程中，要有系统回顾的原则，就是说不要过早地把自己的诊断缩小到某个焦点范围，而应该有发散性思维，即使病人描述的症状很具有特异性了，也要经常对其他系统的情况进行询问和回顾。但是，不管有哪些原则，需要再次强调的是，医学上充满各种矛盾，这些原则并非必须遵守的法则，像在一元论原则中说的那样，原则的反面不一定就是错误，听到马蹄声，到底要想到的是马还是斑马，也要视情况而定。即使是相同专业的医生，在考虑问题时的诊断思路也不一定完全相同，很难将诊断思路像计算机一样程序化为一种固定的模式。每位医生都是在实践中不断修正、完善自己的思路，以提高自己诊断的正确性的。

首先明确诊断，然后做出治疗

在前面曾经两次提到因为重度子痫前期导致孕产妇死亡的病例，说明这是一种非常严重的妊娠期并发症。妊娠期高血压疾病包括妊娠期高血压、子痫前期、子痫、妊娠合并慢性高血压、慢性高血压合并子痫前期，其中妊娠期高血压、子痫前期和子痫是妊娠期特有的疾病。这类疾病一般发生在妊娠20周之后，以高血压和蛋白尿为主要特征，还可以伴有全身多系统多脏器的损害，严重的会危及生命。我国妊娠期高血压疾病的发病率大约为10%，是一种严重而又常见的疾病。

在医学上，各位专家会针对各种疾病，制订相应的诊治指南以指导临床（关于临床指南的问题，在后面的循证医学部分会详细介绍）。

和诊断相关的内容，在前面已经介绍过了，这里要说的是，这种编排的顺序，体现了临床治疗方面一个很重要的思维方式：**首先明确诊断，然后做出治疗**。可能有人会觉得这是句废话，街头大妈也知道看病顺序是先诊断后治疗，你这儿加个粗体就变成一重要的临床思维了？其实，语言越简单，它可以包涵的内容可能就会越深刻，因为它可以被解读的范围就会越广。老子的《道德经》，区区五千字，就成为开创道家学说的经典名

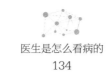
著。这句"首先明确诊断，然后做出治疗"，就像《道德经》中的一句"天下难事，必作于易，天下大事，必作于细"一样，看似简单，却意味深长，饱含大智慧。

我有一次值夜班碰上一个病人，这是一个足月的孕妇，已经有了不规则的宫缩，感到轻微的腹痛和持续的腰酸。她跟我说，昨天晚上已经开始感到腰酸了，只是程度还不是那么剧烈，所以去了另外一个医院看外科急诊。接诊的医生是位泌尿科医生，根据症状他首先考虑到了泌尿系统的问题，而且B超显示，病人有轻度的输尿管扩张。最终他的初步诊断是泌尿系结石，给了相应对症治疗，并且告诫病人，症状再继续短期观察一下，如果缓解不理想，可能需要行剖宫产手术尽早终止妊娠。现在又过了一天了，病人腰酸的症状并没有缓解，甚至似乎还有点加重的迹象，于是她提出来可能需要做剖宫产手术了。

又是妊娠合并泌尿系统的问题，而且还是相应科室的同行给出的诊断，另外，这个病人不存在早产儿的问题，看来一台剖宫产手术是势在必行了。事情显然不是这么简单。妊娠合并泌尿系结石，为什么要进行剖宫产手术？这一个诊断和治疗之间的关系似乎并不是那么确定。泌尿科医生为什么会给出这样的建议？难道病人同时合并肾脏功能的损伤了？于是，我又重新翻看了病人的临床资料，结果发现，虽然前一大晚上的B超提示病人输尿管轻度扩张，但是，当晚的小便潜血只是可疑阳性。这是一个很大的疑点。因为泌尿系统结石的病人，通常会因结石造成黏膜损伤，而出现小便潜血阳性。而病人这么一个近乎阴性的结果，是非常不支持这个诊断的。这就涉及一个医生对辅助检查解读的问题了。

当各项辅助检查结果指向性统一，都可以作为支持诊断的依据的时候，这当然很好，但是，很多时候可能检查的结果并不都是你所希望的，就是说可能有一些并不能对你的诊断做到很好的支持。这时候医生对于这些检查结果就存在一个取舍的态度问题。当面对一个对假设诊断不是很支持的检查结果时，你是倾向于认为这个结果提供了新的线索信息，还是倾向于怀疑这个结果的真实性？这两个选择，只是取决于医生当时的判断，而没有什么对错。

比如拿这个病人来说，一方面是影像学上输尿管的轻度扩张，这提示可能存在泌尿系统的梗阻，从而为结石提供证据；另一方面，小便潜血的可疑阳性，似乎对结石的诊断又不是那么支持了。泌尿科医生当时的判断，是倾向于相信影像学的表现，而怀疑小便结果的真实性。而作为一个产科医生，我当时的判断，是倾向于相信小便结果对于结石诊断的排除，而至于影像学上的表现，考虑是孕晚期增大的子宫对泌尿系统的压迫，造成输尿管轻度扩张的现象。于是，出于一元论的考虑，我当时的判断是，这个病人应该不是泌尿系统结石，而是因为宫缩的原因造成牵涉性的腰酸。随后，我又重新给病人复查了小便常规，并且抽血检查肾功能。这两项检查的目的，一个是明确小便潜血情况，另一个，是根据"优先排除"原则，要排除肾功能受损的可能。

这个病人最后的结局，确实不是泌尿系结石，但是，病人也没有逃过手术，因为产程进展的原因，她最终还是接受了剖宫产手术。

讲述这么一个例子，倒不是要标榜我诊断多么神准。其实，医生对于检查结果的取舍，有时候在当时很难判断对错，大都是事后诸葛亮，而我只是幸运地赌赢了一次而已。我讲这个例子的目的是想说明，"首先明确诊断，然后做出治疗"，这条原则是医生对于疾病的思考过程，即使是在你可能已经获得答案的情况下——比如同行的会诊意见，虽然大多数情况下，你的同行的意见会对你有所帮助——但是，这都不能代替你自己的思

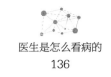
考。所以，有时候你去看病，感觉已经提供了足够多的临床信息了，但是医生还是让你又加做了一些检查，不要以为这是医生想在你身上多赚钱，就像我给这个病人复查的小便常规和肾功能检查一样，这其实是医生的一个思考过程，他只是想在治疗之前，再明确一下诊断。

"首先明确诊断，然后做出治疗"，这应该是大家——不管你是医生还是外行——都可以接受的简单道理。但实际上，因为这么一条原则而使病人对医生产生误解的并非少数。

之所以要首先明确诊断，是因为明确诊断，就是了解出现问题的原因。病人来找医生看病，总是有原因的，大多数是觉得不舒服，就是说有症状。而症状这东西，在普通人和医生的眼里，可能是两码事儿。在普通人眼里，可能症状就等同于疾病了，看病就等于看症状，症状消失了就说明病治好了。比方说我发烧了，那么发烧就是一种病，温度高低反映了"疾病"的严重程度，"病因"可能是什么地方发炎了之类的。于是我去医院"看病"，要治疗的就是发烧的病，如果经过医生的处理退烧了，那么我就认为病治好了，没有退烧就说明病还没好。这是普通人眼里的症状。医生眼里的症状则是另外一回事儿，它只是疾病的一个外在表现而已，就像前面提到的那样，症状只是疾病的一个"案发现场"。医生治病，不是简单地针对这些病人就诊的问题来治疗，即所谓的对症治疗；而是希望能够找到引发这些问题背后的原因，找到幕后的那个疾病，尽量做到对因治疗。就好像侦探接到报案，说某地发生凶案，发现被害人尸体一具。这时候，侦探要做的，是到现场去寻找证据，挖出案件背后的凶手，把凶手绳之以法，而不是简简单单去把被害人的尸体埋了。侦探不找凶手，反而去掩埋被害人尸体，最终的结局，必然是问题得不到解决，真正的凶手逍遥法外，可能还会制造新的案件。而侦探掩埋尸体的这一做法，等于间接地助纣为虐。

看到这里，可能有人会觉得我说了一通废话，侦探到了现场当然是查凶手了，就算是蠢得像名侦探柯南里的毛利小五郎先生一样的侦探，也不至于去掩埋被害人尸体吧。与此类似，难道医生会蠢到不去寻找病因，就简单地给出治疗的地步？

呃，还真的会，甚至有时候病人本人或者家属都会催着医生去做这件事。

比如像前面提到的腹痛，病因就相当繁多。有时候典型了，医生可以比较顺利地做出诊断；但还有些时候，医生并不能很明确地找出腹痛的原因。这时候问题就来了，病人来看病，问题就是肚子疼，医生就得抓紧想办法给我解决问题啊。我这来了半天，病史翻来覆去回答了三遍了，上上下下各种查体也查了五遍，各种各样的抽血、拍片都做完了，还是没个说法，我肚子还是疼啊！甚至有时候，医生做了一通检查之后，非但没有给出治疗，反而让病人继续忍一忍，再观察观察疼痛有没有加重——医生到底要让病人痛到什么程度才肯给解决问题啊！这种情况还真不是什么罕见情况。遇到这种找不到原因的腹痛病人，其实医生比病人更着急。要说简单解决肚子疼的问题，那还不容易？止痛药给了不就行了，绝对药到病除啊。问题是止了痛就等于治了病吗？这差别可就大了，医生不问原因的止痛，就相当于侦探掩埋被害人尸体，这其实是破坏了犯罪现场，破坏自己的线索。所以，针对腹痛的病人，医学上要求医生一定要慎重使用止痛药，因为这可能掩盖病情。我们宁可你的症状再严重一点儿，这不是医生有意在折磨病人，而是希望疾病再暴露得明显一点儿，给诊断再多提供一点儿线索。

医生轻易对症治疗，除了像侦探掩埋被害人尸体一样会掩盖病情外，可能还会产生更严重的后果——加重疾病，比如发热，引起发热的原因有很多，包括感染性的和非感染性的，比如手术后机体损伤引起的发热，手术创面渗出的吸收热，用药之后的药物热等，这些都是非感染性的发热。在"炎症——一个硝烟弥漫的战场"一节里提到过，感染引发的炎症也可以出现发热。这时候的发热，其实是机体的一种保护性的反应，遇到这种情况，如果仅仅是应用退烧消炎的药物，就相当于是用缴了自己人的械的方式来结束这场战争，如果敌人还在继续进攻，那么这种退烧消炎，无疑是非常危险的。所以，在医学上还有个原则，就是医生要慎用退烧药。发热待查是令很多医生头痛的毛病，可能一个病人住院一个礼拜，花了很多钱，做了很多检查，但就是找不到原因，甚至找错了原因，这都不是什么稀罕事。但是，发烧毕竟对身体还是有影响的，慎用不是禁用，所以，一定情况下医生还是会考虑适当地使用退烧药，为进一步的检查争取时间。

我们知道，疾病是不会轻易地暴露在医生面前的，它给病人带来了各种不适，又借助各种伪装来隐藏自己，极力使自己不被医生发现。所以，在和疾病斗争的过程中，请给医生一点时间，可能医生没有第一时间给病人解决痛苦，但是，医生这不是在拖延，他只是想尽可能地先明确诊断。

面对急诊，先保命后推理

"首先明确诊断，然后做出治疗"，这句话还有一个含义，就是以诊断来作为治疗的基础，要根据诊断的情况，来指导治疗。这个也不难理解。比如像这份《妊娠期高血压疾病诊治指南》描述的一样，首先对几种妊娠期高血压疾病做出定义，并且具体明确地规定了各自的诊断标准，然后，再针对各种疾病给出相应的治疗方案。所以，明确诊断来指导治疗不难，难的是如果诊断无法明确怎么办？毕竟，病人来看病最终要的不是一个诊断，而是治疗。说难听点儿，就算诊断错了，最后把病治好了，病人也就认了。所以，问题不是有时候诊断很难明确，而是诊断很难明确，还必须得给出治疗！

诊断不明确有两种可能，一种是，本来诊断标准就不是很明确；另一种是，很难获得明确诊断所需的足够证据。

诊断标准不明确的问题，在**"疾病是怎么诊断的"**一节里已经提过了，比如某些综合征，本身在制订诊断标准的时候就有困难。缺乏明确的诊断标准，医生在做出诊断的时候，就没法明确到哪儿去。所以，给出的治疗，也就有些试验性质，看看治疗之后，病情有没有好转，如果好起来

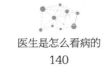
了，就证明这个诊断是对的。因此也称为诊断性治疗。诊断性治疗也可以作为证据，用于上面提到的第二种情况。

事实上，关于第二种情况——很难获得明确诊断所需的足够证据——在实际病例处理中还要困难得多，尤其是危急重症。

这里再给大家介绍一种非常可怕的疾病——羊水栓塞。

羊水栓塞是产科特有的一种并发症，因为诊断标准不是很明确，所以发病率的统计也就差别很大，可能在1/3000~1/30000之间，总的来说是比较低的。我已经多次提到发病率低、小概率事件的问题了，在医生眼里，发病率低根本就不是什么值得高兴的事儿，关键是后果如何。同样，因为诊断标准的问题，病死率的统计也差别大。但是，一般认为病死率超过60%，美国20世纪90年代的统计数据是病死率86%（传说中的"九死一生"）。即使是幸存者，也很可能合并有严重的多脏器障碍，像神经系统的功能障碍等。同样是美国20世纪90年代的数据，20例幸存者中，只有3例没有后遗症。就是说，一旦得了这个毛病，多半是要死的，即使幸存下来，也可能对身体造成极大的伤害。据统计，在英国羊水栓塞是导致产妇死亡的第五大原因；在新加坡，30%的孕产妇死亡是因为羊水栓塞；在我们国内，这个数据大约是15%。如此低的发病率，却可以在孕产妇死亡原因中占到如此高的位置，足见其险恶程度！

羊水栓塞除了致死率高之外，还有一个可怕的特点——发病急骤。这已经不是"快"可以形容的了。羊水栓塞死亡的患者中，大约有1/4的患者在出现症状后的1小时之内死去，而从出现症状到死亡的间隔时间，最短的是10分钟。

如此险恶的疾病，我们对它却还知之甚少。究竟是什么病因，什么发病机制，发病后体内发生了怎样的病理生理改变，目前都还不是很清楚。

只是猜测，可能与羊水进入母体血液后引起的过敏反应有关。正是因为对疾病的不了解，导致目前还没有有效的辅助检查方式来帮助诊断羊水栓塞。曾经有人提出，将在孕妇血液中发现羊水的有形成分作为诊断标准，但是，后来又有人发现，在正常孕妇血液中也可以查出羊水成分，因此不能将其作为诊断标准，而还是只能依赖于症状和体征。

前面已经提到，羊水栓塞的一大特点就是发病急骤，所以，医生在处理的时候，反应一定要快，这就是在和死神赛跑，要尽可能快地赶在死神之前，把病人拉回来。但是，羊水栓塞是一种全身性的疾病，所以临床表现多种多样，如果等到各种典型的临床表现都出现，足够支持诊断了，那为时已晚了。羊水栓塞给医生反应、处理的时间很短，所以，处理羊水栓塞，应该像《笑傲江湖》中的"独孤九剑"一样，"料敌先机，后发先至"。就是说，如果出现羊水栓塞的临床迹象，就要按照羊水栓塞来处理，给予糖皮质激素抗过敏、积极抗休克、管理呼吸血压等。

小说中的"独孤九剑"，令狐冲在使用的时候，每次料敌都能料对，这很不简单；而现实当中，很多时候可能都是虚惊一场，这反映出临床处理中的一条重要原则：

对于危重症病人，需要紧急治疗，而不是急于明确病因。应该抢救在先，而不要因为做诊断检查而耽误了抢救的时机。要抓住问题的主要矛盾，努力提高抢救的成功率。

这其实是体现了诊断中"优先排除"原则在临床处理中的应用，就是要把可能危及患者生命的重症疾病作为优先考虑的第一序列。对于抢救病人来说，提前一分钟，可能就意味着提高了一分生的可能。所以，即使诊断还不明确，治疗也可以先上，目的就是尽可能地争取时间。"首先明确诊断，然后做出治疗"固然可以提高治疗的成功率，但是毕竟诊断需要时

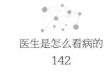

间，当面对的可能是像羊水栓塞这样的危急重症的时候，留给医生的时间就没有那么充分了，就不妨把抢救做在前面。

这一个个危急重症，都是死神向医生宣战的杀手锏，每个专科医生的脑子里都装满了死神惯用的几种杀手锏，等待死神随时过来挑战。遇上可疑症状的病人，都会在脑子里过一遍，看看符合哪种情况，首先找出针对"大招"的应急预案。但是，死神又是如此狡猾，如果总是按常理出招就好了，可是它喜欢先散布烟幕弹，在你掉以轻心的时候出招，冷不丁发个大招，让你猝不及防。

现在，你可能会发现，和在诊断时遵循的原则有矛盾一样，医生治疗时遵循的原则也有矛盾，一方面要先明确诊断，另一方面又要抢救在先。其实，如果把医生看病想成是赌博就好理解了，这些原则简单地说，无非就是想尽可能赢得多一点儿、输得少一点儿罢了。

医生为什么把你抛下先给别人看病

前面提到了医生给出临床处理时的两个原则：一方面，先明确诊断，然后做出治疗；另一方面，医生对于危重病例，要抓主要矛盾，抢救在先，而不必急于明确病因。其实，这两条原则都是各有利弊的。先明确诊断，后做出治疗，确实可以提高治疗的有效性，但是，就像前面提到的腹痛、发热的病人，可能在明确诊断之前，病人还在继续承受着疾病的折磨，所以，在相对安全的情况下，医生也会给出一些对症处理。同样，对于抢救在先的病人，可能对于挽救生命是有帮助的，但是，诊断不明确的话，抢救的针对性就会比较差，可能一边抢救着，另一边疾病还在进展，我们在和死神赛跑，但前提是得大体知道终点在哪儿，不能跑错方向。所以，在抢救的同时，医生也在积极地寻找病因。因此，这些原则性的东西，并不是教条地要求只做某一项，只是建议了一个先后顺序，解决的是一个优先级的问题。

对于一个医生来说，能够清醒地分辨出事情的轻重缓急，准确地判断出事情的优先级，首先解决最紧急、最重要的事情，这项能力是非常重要的。可能对于其他行业来说，做事不分轻重，理不清头绪，不过就是办事

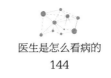
效率低一些。但是对于医生来说，那可能就是一条生命。所以，医生需要清晰地分辨出事情的轻重缓急，思考如果不做处理，可能的严重后果如何？这个后果能接受吗？马上处理对这种后果有改善吗？马上处理这件事和其他事情相比，或者和充分准备后处理相比，各方面成本风险上能接受吗？

为了帮助医生很好地回答这些问题，医学教科书上会对各种疾病的轻重给出介绍，并且给处理的紧急程度排序。比如在外科手术中，可以根据轻重缓急程度分为三类：择期手术、限期手术和急诊手术。择期手术是指有充足的时间，允许医生在手术前做好充分的术前准备，比如一些良性疾病的外科治疗；限期手术是指需要在限定的时间内完成术前准备，比如一些恶性肿瘤的根治术，准备时间不宜过长，否则可能丧失手术时机；急诊手术是指病情危急，要在尽可能短的时间内做好必要的、重点的准备，尽快进行手术，以挽救生命。在介绍各种疾病的外科治疗时，大都会列出手术的性质，究竟是择期还是急诊，从而为医生的判断提供依据。

除了对手术性质分类以外，还针对危急情况提出了处理方法及相应时机的建议，比如这份《妊娠期高血压疾病诊治指南》中，治疗部分关于终止妊娠时机的建议：重度子痫前期患者，孕28~34周，如病情不稳定，经积极治疗24~48小时病情仍加重，应终止妊娠。这里，对于孕周和治疗时间，都给出了明确的建议。而对于子痫的处理，则是子痫发作时的紧急处理，包括一般急诊处理，控制抽搐，控制血压，预防子痫复发，以及适时终止妊娠等。

前面讲的是医生面对一个病人的不同情况，所做出的优先级排序。实际工作中，医生不可能只面对一个病人，而是同时要管理好多个病人，每个病人病情的轻重不一，这时候就要求医生不但要对每个病人的情况做出优先级排序，同时还要在不同病人之间做出优先级排序。

我作为医学生上课的时候，老师讲到休克这一部分时教育我们，如果遇上突发事件，比如车祸或者大的自然灾害，很多病人需要救治，先去救哪一个？经验上讲，如果哪个病人痛得大喊大叫，可以先不去管他，而应该先去查看那些精神淡漠、没有呼叫的人。因为意识是反映休克的一个敏感指标，脑供血不足的时候，首先出现意识改变，而生命体征可能都还正常。如果病人痛得大喊大叫，说明他神志清楚，对外界刺激反应正常，提示这个病人循环血量基本足够；但是，如果病人精神淡漠，甚至昏迷，则提示脑部血循环不足，可能存在休克。

从这里，你可以看出医生如何对病人做出优先级排序。医生优先对哪个病人做出处理，不是因为哪个病人看上去顺眼，或者哪个病人看上去可怜，或者哪个病人曾经做过什么大善事，他依据的就是疾病的严重程度。这个严重程度是依靠医生的专业判断，而不是病人的自我感觉。每个人得了病都不好受，都会感觉自己就是最紧急的，就是最应该被优先救治的，但是在医生眼里，您的毛病可能只需要"限期"，甚至"择期"处理，旁边还有需要"急诊"处理的病人呢，您就再耐心等会儿吧，这也是急诊医生难当的原因。在国外的急诊室会有分诊台，对病人进行分流，仅仅留下需要马上处理的真正的急诊病人，而那些来看急诊的"假急诊"病人就只有继续等待了。国内的急诊缺乏有效的分诊，而每个病人都希望自己优先诊治，医生有他的处理原则，当没有被优先处理的时候，会感觉被医生忽视了，会认为医生太不负责任。其实，不是医生不负责任，而是医生不止要对一个患者负责任。

从这个角度上讲，说医生是为人民服务的，就有点太狭隘了，医生不仅仅是为人民服务的，而是为全人类服务的。医生对病人的救治，不存在价值观的判断，诊断书上从没有"善"与"恶"的诊断标准，不管患者是"人民"还是"敌人"，医生救治的标准只有病情。如果"敌人"的病情更重，就应该获得医生在医疗上的优先处理。当然，这还涉及公共医疗资源的分配问题，这不是本书讨论的重点，就不详细展开了。

第 五 章

医生总有一颗怀疑的心

人之所惑，不为事物，而为观感。

——蒙田（Michel de Montaigne）

书房格言（摘自斯托贝编选的爱比克泰德《手册》）

告诉你吧，世界，

我——不——相——信！

纵使你脚下有一千名挑战者，

那就把我算作第一千零一名。

——北岛《回答》

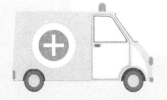

医生也要讲证据

在《妊娠期高血压疾病诊治指南》中，介绍了循证证据等级的说明：

证据等级

Ⅰ级证据：证据来自至少一个高质量的随机对照试验；

Ⅱ-1 级证据：证据来自设计良好的非随机对照试验；

Ⅱ-2 级证据：证据来自设计良好的队列（前瞻性或回顾性）研究或病例对照研究；

Ⅱ-3 级：证据来自比较不同时间或地点干预措施效果的差异；

Ⅲ级：基于临床经验、描述性研究或专家委员会报告的专家意见。

随后，在疾病的处理部分，几乎每一条处理的后面，都跟着一个证据等级的说明。可以说，贯穿整份指南最鲜明的特点就是证据。而这恰恰体现了医生做出临床处理时所要遵循的几乎是最重要的一条原则——循证医学（evidence based medicine）的原则。循证医学是现代临床医疗诊治决策的科学方法学，它使医生的诊治决策建立在最新、最佳的证据基础之上，以寻求最佳的诊治效果，从而也就超出了传统的临床医学的水平。可以说，自从有了循证医学的原则，临床医学的面貌就焕然一新了！

人们有一个非常常见的直觉错误，就是会把时间上先后顺序发生的两件事，按照"在前为因，在后为果"的判断建立起因果关系，这是产生经验错误的重要原因之一。在"病因可不简单"一节中提到的青蛙耳朵长在腿上的实验，就是这个直觉错误的极端化表现。实际生活中这种错误其实并不少见，而且不容易被发现。比如拉肚子的时候，第一反应是上一顿饭是不是吃得不卫生了，就是说得病的时候，就常主观地把之前的某个因素或事件当作原因。而疾病痊愈之后，则认为病好了当然是治疗或者干预的效果。其实，不仅仅是普通大众，即使是医生也会犯这种直觉的错误。而循证医学之前，很多传统医学的判断，恰恰是建立在这种直觉经验的基础之上的。

循证医学就是要尽可能地克服这种直觉错误，从疾病的起病到诊断治疗，到预后判断，为医生的临床实践提供一套方法论体系。

我们来看几个例子。

比如，一位老太太因为夜间上厕所时不慎跌倒，到医院就诊，发现一侧大腿骨折，进行了手术。要说骨折的原因，显然是因为跌倒外伤造成的，这是疾病的直接原因。但是，经过医生询问病史后得知，这位老太太因为睡眠障碍，长期在睡前服用安定。于是，我们就要问了，对于老人来说，长期睡前服用安定，是不是增加了骨折的风险呢？然后，经过查阅相关医学文献，利用循证医学的方法进行评估，我们发现，老人长期服用安定发生骨折的风险比不服药的增加了将近1.5倍。就是说，这位老太太的骨折确实可能和长期服用安定有关，但服用安定不是骨折的直接病因，是间接病因，也是一个危险因素。所以，医生可能就要建议她更改用药，同时家里要注意做好防范措施，防止再次跌倒。这就是循证医学在病因学中的一个应用。

再比如，一位患有重度子痫前期的孕妇，刚刚怀孕7个多月，孕周只有31周。住院积极治疗了两天之后，血压还是居高不下，病情完全没有好转的迹象，甚至还出现了少量胸水，但是孕妇似乎并无感到什么特别情况。这时候，我们下一步该给这位孕妇进行怎样的治疗呢？是不是还可以让她继续怀孕呢？于是我们翻阅了最新的临床指南，了解到对于重度子痫前期的患者，即使孕周还不是很长，如果积极治疗48小时后病情还在加重，那么下一步最好的治疗应该就是终止妊娠。虽然一个只有31周大小的宝宝，体重可能3斤都不到，是个重度的早产儿，但是经过大样本的临床研究发现，对于这位患者，此时终止妊娠母儿获益其实是最大的。这是循证医学在疾病治疗中的应用。

另如，一位急性髓系白血病（AML）的患者，已经接受了标准DA方案（柔红霉素+阿糖胞苷）化疗，准备再给予巩固强化治疗。有数据显示，巩固强化治疗可以降低复发率，延长生存期，所以是非常重要的。而巩固强化治疗可以采用的方案包括多种化疗药物组合的常规方案，以及大剂量阿糖胞苷（HiDAC）的单药治疗方案，那么选择哪种好呢？这就相当于在问，常规方案和HiDAC方案进行巩固强化治疗，哪一种可以更有效地降低复发率、提高生存率和生存时间？经过查阅相关文献，并且对文献进行相应评价之后，我们判断， HiDAC和常规方案相比，长期预后相似，两种治疗方案都可以选择。此时，我们应该与患者和家属进行沟通，根据个人经济条件并且观察用药后相关副反应的大小来选择相应的方案。这就是循证医学在疾病预后评估中的相关应用。

看了前面三个例子，你或许会对循证医学有个简单的认识。看上去跟前面提到的普通大众治病流程差不多，普通大众得了毛病熬不过去了，会想想以前有没有类似情况，或者听说哪个亲戚、朋友、同学、同事的也有过这种情况，他们是吃了点什么药还是用了个什么偏方，自己就会拿来试一试。医生看来也是一样嘛，病人来看病了，也是要看看以前有没有人得了这个毛病，看看他们是怎么处理的，自己也拿来试一试。而这里的关键，**就是把曾经用于别人的方法移植到当前病人的方式。**

医学实践就是以把既往病例治疗中获取的信息转移到当前和未来病例为基础的。事实上，所有的科学都是根据过去的观察资料得来的理论对未来事件进行预测。这个过程的关键，是要保证既往信息的可靠和当前病例与既往病例的相似。循证医学就是要解决这个问题，为医生诊治过程中寻找最佳证据提供方法。

比如说，上次咳嗽得厉害，喝了杯梨水就好了；这次又咳嗽了，于是再来喝杯梨水。但是，这次喝梨水效果可能就没有那么好了。这其实就是前面提到的直觉错误，误把时间先后当作因果关系。其实并不能证明上次咳嗽好了是喝梨水带来的治疗效果；即使确实是喝梨水带来的治疗效果，那么这次的咳嗽和上次的只是症状相似，就一定是同一个原因造成的吗？这些问题，任何人都不能提出非常有说服力的证据加以证明，因此，这次咳嗽了继续喝梨水，虽然也是既往治疗的信息转移到当前的病例，但这不是符合循证医学原则的方法。

其实，不要说传统医学了，就是普通大众自己给自己看病，也知道要讲究证据，如果知道没有效果，傻瓜才会去用。过去传统的医学方式当然也是在用被认为有效的方法来治疗，关键的问题是，如何提出有说服力的证据来证明这次还会是有效的，怎么知道前一次的治疗不是碰巧了呢？或者即使不治疗也能痊愈了呢？也就是说，如何证明自己所遵循的证据，不是误把时间先后当作因果关系的直觉错误？循证医学就是要解决这些问题，试图把人类的理性带入医学当中。循证医学出现以前，证据的产生是不严谨的，医生对证据的利用是不充分、不系统、不科学的。循证医学讲求有效证据，但不是说只要从医学文献中查阅出来的就可以被称为好的证据，就如开头提到的那样，证据也是要分等级的。

证据也分三六九等

莱纳斯·卡尔·鲍林（Linus Carl Pauling）是美国著名化学家，分别在1954年和1962年获得诺贝尔化学奖和诺贝尔和平奖，成为获得不同诺贝尔奖项的两人之一（另一位是居里夫人），也是唯一一位每次都是独立一人获得诺贝尔奖的获奖人。不过，作为一位化学家，他的晚年却是和医学纠缠不清，而这场纠缠主要来自于他出版的两本书——《维生素C与普通感冒》和《癌症和维生素C》。

简单地说，就是鲍林先生发现了维生素C的神奇。他先是认为维生素C可以抗病毒，如果每天服用1000毫克维生素C的话，就可以预防感冒。随后，他又建议癌症患者每天服用10克维生素C，并且建议尽可能早地开始服用大剂量维生素C以作为常规治疗的辅助手段。鲍林之所以对维生素C如此青睐，是因为接受了生化学家欧文·斯通的建议，服用了大剂量维生素C，并且在服用之后感觉良好，感冒次数大大减少，而且程度也降低了。《维生素C与普通感冒》出版之后，很快受到了读者们的赞誉，被评为当年最佳科普图书，有些读者用自身的经历来支持鲍林的观点。随后，鲍林更是把维生素C的功效推广到了抗癌的领域，接受了苏格兰外科医生卡梅伦的假说，认为癌症产生透明质酸酶使细胞间质溶解是癌细胞扩散的原因，而维生素C促进胶原生成，同时可抑制透明质酸酶，因此可以加强细胞间质，具有防止癌细胞扩散的作用。于是，鲍林和卡梅伦合著的《癌症和维生素C》出版了。他们对100例进展期癌症的病人进行每日10克的维生素C治疗，与1000例未接受维生素C治疗的病人做对照，发现每日10克维生素C有延长生存期的作用。虽然鲍林的书得到了很多读者的赞誉，但是有很多医生或者专业组织表达了反对的意见。有人攻击鲍林说他不是医生，没有资格谈论维生素C治疗癌症的问题；美国国立癌症研究所临床研究部的主任德威斯也发表声明反对鲍林。随后，美国著名的梅奥医院（Mayo Clinic）于1979、1983、1985年先后三次，对总共367例进展期癌症患者进行了**随机对照双盲临床试验**，结果显示，每天给予维生素C10克并不比安慰剂对照效果更好。

尽管关于维生素C和癌症关系的争论，到目前为止似乎还没有完全完结，但是，医学界比较一致的观点认为，大剂量维生素C不能作为癌症的常规治疗手段。

在这段关于维生素C的医学公案中，出现了很多被用来证明观点的"证据"，现在我们来对这些证据进行一番审视。

卡梅伦医生关于癌症的假说，是属于理论的推导。现在我们都知道医学的不确定性，很多基础医学的理论是不能简单地推导出临床医学上的结论的，在临床上，简单的理论推导不足以成为临床的证据，要想成为证据，必须要有实验数据的支持。而如果仅仅源于一些生物学实验（属于体外实验）这些实验得出的结论，即使是动物实验的结论，也不能直接把结论移植到人体，这种证据等级是非常低的，有些人认为体外实验也不足以成为证据。

鲍林先生在写作《维生素C与普通感冒》之前，自身有过服用维生素C的体验，而且感觉良好；《维生素C与普通感冒》出版之后，又有读者根据自身的经历来支持鲍林的观点。以上这些，在医学上，都称为**个案报道**，属于**描述性研究**。在反对鲍林的观点中，认为鲍林不是医生，没资格谈论维生素C的使用，其实是对鲍林**临床经验**的质疑；而德威斯对鲍林的反对，则是属于相关专业领域的**专家意见**。描述性研究、临床经验、专家意见都可以作为临床实践中的证据，就是证据等级中的第Ⅲ级。

鲍林和卡梅伦对100例癌症病人进行的维生素C的治疗，设立了1000例病人做对照，得出了相应的结论。这项试验虽然是有对照组的，但是，仔细研究这项试验发现，对照组的1000例病人是由其他医生治疗的，和试验组的100例病人在临床判断标准和治疗方法上可比性不强，属于**非随机对照试验**，这也可以作为临床实践中的证据，但是，最多也就是证据等级中的第Ⅱ级。

梅奥医院先后三次、对总共300多例病人进行的随机对照双盲临床试验（randomized controlled trial，RCT），基本方法是对研究对象进行随机的分配，分别给予检验的药物（维生素C）和安慰剂，通过对比两者疗效的差异，从而得出结论。这种试验方法，最大限度地避免了各种混杂因素对结果的影响，可以作为临床实践中的证据，并且是证据等级中的Ⅰ级证据，有些人也把RCT称为临床研究的"金标准"（gold standard）。

现在，介绍了各种各样的临床证据，医生在做出临床决策的时候，如何准确公正地根据现有最好的证据来选择病人的治疗方案，如何将个人的临床经验和经科学研究得到的最好证据结合应用到临床决策过程中去，说白了，医生怎么才能做得更科学，这就是循证医学要解决的问题。

别太把理论当回事儿

牛群、冯巩曾经说过一段相声叫作《无所适从》，说的是牛群办了一个叫作《活得倍儿长》的杂志，介绍各种健康长寿养生秘诀，第一期说"生命在于运动"，第二期就说"生命在于静止"，第三期说"长寿必须减肥"，第四期就说"健康属于胖子"，搞得冯巩无所适从。相声是现实的一个夸张的表现，现实中也确实有各种养生知识、医学理论，像"不生病的智慧"，"绿豆治病"；或者三天两头又有科学新发现，又研究出吃什么东西致癌，喝什么水防病等。各种各样的所谓医学新理论、新发现，让老百姓都不知道平时的日子该怎么过了。这些各种各样的说法，有些是拍脑袋想出来的奇思妙想，有些可能还真有生物学实验依据，那就更让人无所适从了。

临床医学是由基础医学作为理论基础的，包括了生理学、病理学、组织学、解剖学、病理生理学等众多学科。这些基础医学的研究，都是遵循科学的原则，在实验和逻辑推理的基础上发展起来的。随着生物技术的发展，基础医学进步迅速，每年都有大量的新发现涌现，看上去又揭示了一片生物学的奥秘。这些新发现、新理论不是凭空捏造的，都是有着大量的实验数据，建立在大量的实验动物尸体上的，是科学的。既然有这么科学的基础医学理论，那么直接以此作为依据用于临床上指导决策，不就成了？还真不成。虽然基础医学的理论是科学实验、逻辑推理得出的，但是，把这些理论不经临床验证直接拿来指导临床，那就是绝对的不科学了。因为生物学实验大都是离体的，就是人体以外的实验，从离体到活体之间的差距不是一星半点儿。就算是人体试验，只要还是属于实验室获得的基础理论，那么，它的适用范围就只是设计实验的那个条件下的。而人体是一个复杂的整体，当实验条件下的情况用于复杂的整体时，很多忽略不计的条件，此时就不能再假设忽略不计了。

循证医学强调临床实践活动遵循证据，直接把基础医学的理论推导用于临床的不是循证医学，而不管这个理论的获得是多么科学。关于理论推导在循证医学中的证据等级问题，有些人认为是非常低等级的证据，有些人则认为这不能成为证据。不管怎样，如果仅仅是理论推导的结论，医生是绝不会轻易将其应用于临床的。在医学上，即使是通过科学方法获得的基础理论，也不能随便用于临床，同样需要临床试验的验证。所以，曾经在网上看到有人说，医学理论其实已经发展到很高水平了，但是对于很多疾病的治疗，医生还是停留在过去的"小修小补"上，不愿意用新方法，实际进展不大。其实，不是医生不愿意，而是不敢。

比如上一篇提到的关于维生素C治疗癌症的问题。卡梅伦医生关于癌症的那个假说就是一种理论推导，看上去非常科学，再加上维生素C的低毒副作用，这个理论提出之后，美国维生素C的销量每年翻倍递增。直到关于维生素C治疗癌症的随机对照试验结果出来之后，医学界才明确不把维生素C作为癌症的常规治疗手段。相比起理论推导来说，随机对照的临床试验研究结果才是值得医生信任的最佳证据。

20世纪70年代，美国人已经成功地把人类送上了月球，并且生物学技术也突飞猛进，于是，很多科学家认为向癌症宣战的时刻到来了。尼克松总统甚至在1971年还签署了一个以绝对多数票通过的《国家癌症法案》，作为送给美国人民的圣诞礼物。然而，最终的事实证明，这次科学家们的冲锋号吹得有点儿早了，绕了半天大家才发现，原来我们对癌症的认识还太肤浅，在不知道敌人火力点的情况下，我们就已经跃出战壕了。随后，关于癌症的基础医学研究在不断进展，但是，对于癌症的治疗进展缓慢。不是医生不愿意把最新的研究进展用于临床，**而是在出现有说服力的证据之前，医生怀疑一切，包括基础医学理论。**

再比如曾经在网上流传过一篇文章，说有科学家声称在牛奶中找到了强致癌剂IGF-1（胰岛素样生长因子-1），然后罗列出一些临床流行病学的调查，以证明喝牛奶提高了很多癌症的发病率。这篇网文确实很有杀伤力，因为它的矛头直指人们的日常食品，搞得人心惶惶。且不说把IGF-1称为"强致癌剂"的说法是否妥当，难道面对"强致癌剂"，人体就只有被动挨打的分儿吗？这所谓的强致癌剂，可不是被提纯后的毒药，当它随牛奶其他成分一起被摄入人体时就一定会得癌症吗？这可不一定，还需要做临床试验。但是，这种临床试验很难做，需要足够多的受试者，并让他们都过着相同的生活，然后给一批人每天喝一定量的牛奶，数年后统计他们癌症的发病率。这种事儿太难了，混杂因素太多，不但没法要求所有受试者过着相同的生活，而且实验周期太长，花费太大，于是只能做回顾性研究。而回顾性研究的混杂因素更多，喝牛奶可能只是一种生活方式的表现，致癌的可能不是牛奶，而是这个生活方式中的其他部分。由回顾性研究得出的结论，证据等级就比较低了，而且很容易出现相反的结论。要想得出结论，就需要一个漫长的过程来观察、来争论，其中争论是很重要的。如果在这些论点中只挑选其中一方来下结论，那就有误导的嫌疑了。

　　临床医学中，关于证据的学问有很多，有时候迷惑性也很强，有些看上去很有说服力的理论推导，其实并不能作为指导临床的良好证据，还需要进一步的临床验证。而临床试验种类繁多，试验设计的严格程度，也会影响证据的等级。

随机对照试验——既要信又不能全信

医学充满了不确定性，医学知识也在不断地更新。原哈佛大学医学院院长悉尼·伯维（Sydney Burwell）曾说："在大学里教给学生的知识，10年后大约有50%是错的，但教师往往不知道错的是哪一半。"而知识的更新，无论是建立新的理论，还是推翻过去的说法，都要有可以说服人的理由，要有证据。就像上面提到的维生素C对癌症的治疗，或许有癌症患者服用维生素C之后，获得了很长的生存期，比很多相同分期、相同部位癌症的患者生存期长很多，这件事可以作为维生素C治疗癌症的证据，只是，这份证据的说服力实在是不高，因为不能证明，这个患者即使不服用维生素C，是不是也可能会获得很长的生存期呢？甚至他本应获得更长的生存期，却因为服用了维生素C反而变短了？面对这些问题，你就会感受到个案报道在作为证据时的苍白。所以，人们需要设计更好的试验来解决这些问题，获得更靠谱的证据。

随机对照试验（RCT），从名字上就可以看出两大关键词——随机和对照。先说对照。比如一种化妆品，用过之后皮肤变白了。这个变白是一个相对的概念，对比的参照物就是用化妆品之前的肤色。治疗也一样，说治疗之后有效果，也是相对的，对比的参照物是没有采取治疗的结果。而对于一个人来说，要么是采取治疗了，要么没有采取治疗，这没法对比，所以我们就再找一个相同疾病的病人，不做治疗，这样来做比较。这就是试验组（给予治疗）和对照组（不给治疗）的由来。而随机的意思就是，每一个病人被分到试验组还是对照组的机会都是相同的，受试者究竟进那个组是随机分配的，并不由医生或病人支配。

之所以说RCT被称为临床研究的金标准，是因为这种试验方法最大限度地控制了各种可能的影响因素，可以提供最具说服力的结论。

RCT的具体做法，就是先纳入足够数量的符合标准的研究对象并进行随机化的分组，分别分配到试验组和对照组，然后分别给与相应的试验措施（治疗或不治疗），在一致的条件下或者环境中，同步进行研究和观察试验的效应，用客观的指标来对试验结果进行测量和评估。比如验证A药物是否对某疾病具有治疗效果，那么就把患有这种疾病的患者随机分配到两个组中，试验组的患者给予A药物治疗，对照组的患者给予外表和A药物一样的安慰剂（比如没有任何治疗效果的淀粉药片），而究竟哪个病人被分到了哪个组，病人和医生都不清楚（双盲），最后在相同条件下观察两组病人疾病的变化，对能够反映疾病进展的指标进行测量比较。而就算两组病人的测量值有所差别，也不能就说明他们是不同的。在"小概率不等于小风险"中已经提到过，即使差别很大的两个样本，也有可能是选自同一个总体，他们实际上可能是并没有差别的；而要想明确他们之间是不是真的有所不同，需要进行统计分析，做假设检验。如果结果显示试验组的患者疾病治愈率明显高于对照组，具有统计学差异，那么，就可以认为这种药物是有治疗效果的。

从RCT的设计来看，这是一种非常科学的试验方法。它有效地控制了

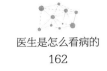
各种干扰因素，最大限度地克服了外部因素对结果的影响，可以验证出因果关系，而且采用盲法来评价疗效，可以避免研究对象和观察者的主观因素造成的误差。

既然RCT如此科学，又是金标准，那么把所有的医学问题都用RCT来验证一遍，不就都可以得到理想的结论了吗？那么医学问题不就都解决了吗？对于这种想法，用一句名人名言就是："Too simple，sometimes naive！"

再闪光的灯塔，也总会有它的阴影。RCT虽然是科学的试验方法，是金标准，但也有它的缺点。暂且不去考虑条件如此严格的试验所要花费的人力、财力和时间成本，假设我们有足够的人力、物力和时间来完成所有的RCT，它本身也还是存在不足：一方面，由于试验条件严格，对于研究对象的纳入和排除标准也就相应严格，虽然保证了入选对象具有了良好的同质性，但同时也就导致研究结果的代表性受限，就是说在把RCT结论转移到当前病例上的时候，不能保证非常理想的相似性。另一方面，RCT的试验对象都是一个个活生生的人，而且大多数都是病人，为了获得一个结论，不让这些病人采取治疗，而仅仅是给予安慰剂，或者让被研究的对象长期暴露于某种有害的致病危险因素中，这本身是可能存在医学伦理问题的，需要向被试对象详细介绍相关风险并且征得知情同意。想象一下，为了获得某项医学结论，造福其他患者，让你冒着某种风险去接受试验，你会同意参加吗？

因此，RCT结果还是很难获得的，甚至有不少的医学问题，根本就没有办法设计出理想的RCT。而如果RCT条件控制不够严格，它的结论甚至还不如比它级别低的证据靠谱。所以，RCT也不是万能良药，对于RCT的结论，也需要进行试验设计的评估。除了RCT，医学上还有很多其他的试验设计方法，比如队列研究、病例对照研究等，如果这些研究的试验设计良好，质量控制严格，也可以作为比较高等级的证据。当高级别证据很难获得的时候，医生也就只好在低级别的证据中寻找帮助了，这也从一个角度说明，医学是无法完全脱离经验的。

高大上的Meta分析

这是一个信息爆炸的时代，据统计，每年大约有200万篇生物医学的文献发表在2万多种生物医学期刊上，而且年增长率大约6.7%。有时候针对同一种疾病的同一种或者同类干预措施，文献资料的数量很多，质量良莠不齐，不仅结论不尽相同，甚至结论相反的情况也时有发生。要从如此海量的文献资料中，快速高效地获取所需资料以帮助临床决策，确实不是件容易的事儿。

举个例子，早产儿可能很多脏器发育还不成熟，尤其是肺部，这是与生命息息相关的重要脏器，可能会使新生儿呼吸窘迫综合征发生率增高，甚至增加死亡率。有专家提出，如果对有早产风险的孕妇使用一定剂量的糖皮质激素，可以促进胎儿的肺部成熟。那么对可能早产的孕妇使用激素是不是真的可以降低早产儿死亡率和呼吸窘迫综合征的发生率呢？搜索了相关资料发现，七个高质量的临床试验其中有五个试验结果为阴性（就是说使用激素后并不能降低早产儿的死亡率和呼吸窘迫综合征的发生率），两个试验结果为阳性。面对这样的结果，作为一个医生，应该如何决策呢？

前面已经提到了，RCT虽然非常科学，但是成本很高，比较难做到，尤其是单个试验的样本量没法做到很大。样本量越少，抽样误差的机会就越大，那么，样本量比较小的时候得出的结论，是否是抽样误差带来的呢？当样本量增大之后，该结论是否还成立呢？

于是，专家们想出了一种把文献进行综合分析的方法，对文献进行严格筛选，再进行定性或者定量的合成，从而得出一个可靠的结论，这就是系统综述。系统综述不是一般的文献综述，可以看作一个对高质量文献的整合，以达到去粗存精、去伪存真的目的。系统综述的汇总分析包括定性和定量两种。如果分析的原始研究文献缺乏有效数据，或者研究结果之间差别太大，那么就没法进行定量分析，只能得到一个定性描述的结果；而如果条件允许，就可以进行定量评价，这就是Meta分析。

"Meta"是个希腊词，有"after""more comprehensive""secondary"的意思，Meta分析一般翻译为荟萃分析或者二次分析。关于RCT样本量小的问题，就可以交给Meta分析去解决了。如果几个相似的RCT研究分别得出了结论，那么就可以用Meta分析把这几个研究相似的结果进行定量的综合分析。比如前面提到的有早产倾向的孕妇应用激素促胎肺成熟的问题，七个高质量的临床试验中，虽然只有两个试验结果有统计学意义，但是，经过对这七个临床试验进行Meta分析之后，样本含量和统计效能都得到了增加，最终的结果是有统计学意义的，也就肯定了糖皮质激素对早产儿促胎肺成熟的有效性。这里要说明一点，Meta分析有一套标准的分析方法，而不是简单地把几个研究的样本合在一起重新统计。

关于Meta分析，专业性比较强，如果不从事循证医学研究，可能一辈子也不会碰上。普通读者只要清楚，高质量的系统综述或者Meta分析，克服了一些单个试验的弱点，进一步减少了相关因素的影响，提高了研究结果的真实性和准确性，得到的结论比RCT更可靠，证据等级更高，这就可以了。RCT、Meta分析和系统综述，是循证医学原则的核心方法，当然，这还不是全部。

对医生来说，所有临床指南都是参考

前面提到的RCT、Meta分析、系统综述，听起来都是那么高端大气上档次、时尚内涵国际范儿。但是作为临床医生，碰上问题要去搜索文献，文献实在太多了，还要对质量进行评估。有时候要解决的问题没有好的系统综述或者RCT，运气好了搜出来好几条RCT或者系统综述，但是结论又有可能不尽相同，实在是既让人混乱又耽误工夫。而且，系统综述或者临床试验都是针对具体的临床问题，可能只是某种疾病的一个很小的方面，如果想知道关于这个疾病的方方面面，那么工程就更大了。另外，并不是所有的临床问题都可以找到非常理想的高等级证据作为指导，医生的临床处理还存在一定的盲目性。20世纪80年代以来，人们发现对同一个临床问题，不同国家，或者同一个国家的不同地区，甚至同一地区的不同医疗机构之间，在处理方法上都差异极大。比如美国同一个州内，一个社区的儿童扁桃体切除率是8%，而另一个社区则高达70%。这样巨大的差异，已经无法用临床、人口学或者地域差异的理由来解释了，从而让人怀疑这种差异现象的合理性以及这些治疗措施的科学性。对于这些问题，如何规范医生的临床工作？

于是，专家们又提供了新的工具——临床指南（clinical practice guidelines，CPG）。

临床指南的制订，是由相关领域的专家，根据最新的临床研究结果，来给出某种疾病或者某一类临床情况的处理参考。制订指南时对证据的挑选非常重要，因为一个疾病的各个方面，不可能都能设计出良好的随机对照试验，就是说，不是一个疾病所有的处理方式都可以得到良好的验证，甚至大多数情况下是得不到非常好的临床试验数据的。这时候，众多专家就需要对证据等级不是很高的文献进行挑选，进行讨论，以决定参考哪些证据的结论。如果实在没有良好的实验数据，可能会有一个基于经验的专家意见。然后，在每个处理的最后，都注明这些证据的等级。这样，临床医生在做决策的时候，就会清楚自己决策的依据分量如何，对根据指南做出的临床处理可能出现的后果，也会有不同的心理预期。

比如在这份指南中提到："硫酸镁是子痫治疗的一线药物(I-A);也是重度子痫前期预防子痫发作的预防用药(I-A)。"这里的证据等级是I-A级的，推荐等级很高。于是，对于重度子痫前期的病人，医生都会常规地给予硫酸镁解痉治疗，而且相信这种处理会对子痫有预防作用，效果是值得肯定的，当镁离子达到有效浓度的时候，子痫发作的概率是会大大降低的。再看后面关于镇静药物的使用，"应用镇静药物的目的是缓解孕产妇精神紧张、焦虑症状，改善睡眠，预防并控制子痫(Ⅲ-B)"。这里，镇静药物的使用可能会对预防子痫有一定的作用，但是推荐等级是Ⅲ-B级，属于低等级的证据。于是，对于重度子痫前期的病人，医生不会常规给予镇静药物；而且，对于镇静药物对子痫的预防作用，医生并非完全放心，即使是出于改善睡眠、缓解焦虑给予了镇静药物，医生心里也仍然会对子痫发作有所担心。

临床指南的应用，对于临床工作意义是很重大的。临床医生拿到临床指南，有点像《地道战》里的高传宝拿到《论持久战》的感觉——顿时觉得眼前一亮，做事有了底气。一份好的临床指南，不仅对医生有好处，可以提供最佳证据、科学地指导临床，对病人的就医也有很大好处。这倒不是说要病人也都要熟读各种疾病的临床指南，而是说通过临床指南的规范，不管什么级别医院的医生，都可以随时更新自己的专业知识，使各个地区的医生都有统一规范的证据可以遵循。就好像只要是肯德基，用了同样的配料和做法，那么甭管是在乡下的胡同口，还是在大都市的CBD（中央商务区），"都还是原来的配方，还是熟悉的味道"，产品和口味都是差不多的。这样，如果医生都是根据相同的临床指南来指导临床的，那么病人不管是在社区医院还是在三甲医院，接受的医疗决策也都是相似的，医疗质量也会有所保障。

当然，临床指南虽然意义重大，但在临床上，也只是作为一种参考性的文件，而不是像法律条文一样要求医生强制执行的。毕竟临床指南也不是"上帝"发给医生的"身体维修说明书"，医生也不可能像工程师对待机器一样，对所有病人都是千篇一律地处理。每个病人都是一个特殊的个体，而指南不可能考虑到所有病人的情况，所以，在应用指南的时候，医生也会根据病人的实际，进行个体化的处理。

医生总有一颗怀疑的心

1954年世界杯决赛的对阵双方是匈牙利队和联邦德国队。当时的匈牙利队可谓如日中天，当时队中拥有普斯卡什、博西克、柯奇士组成的超强攻击线，其中柯奇士以11球获得了本届杯赛的最佳射手，普斯卡什获得最佳球员，队中有6人入选了本届杯赛最后的11人最佳阵容。自1950年5月起，匈牙利队保持了31场国际比赛27胜4平的不败战绩，并在1952年夺得了奥运会冠军。在这届世界杯的决赛之前，匈牙利队一路势如破竹，保持全胜，每场比赛至少进四球以上，更曾以8：3的大比分战胜过决赛对手联邦德国队。可以说，不论是从球员实力的"理论推导"，还是以往战绩的"统计数据"来看，匈牙利队都是冠军的最大热门。就是说，如果在赛前判断匈牙利获胜的话，犯错的概率应该是很小的。而且开场后匈牙利就以2：0领先，就是说从"疾病进展"和"临床表现"来看，匈牙利队貌似胜券在握。似乎一切都要成为必然。然而，最终结果几乎令所有人吃惊，联邦德国队上演了惊天大逆转，创造了世界杯历史上最神奇的决赛，被球迷们称为"伯尔尼奇迹"。这，就是足球的魅力所在——不确定性！

都说足球是圆的，不到终场哨声响起你永远不知道会发生什么，足球的魅力在于它的不确定性，医学的不确定性却让人头疼。理论推导、统计数据，虽然医生们想出各种方法，希望尽可能地驯服这种不确定性，但是医学的理论大都是用来解释，而不是用来预测的。我们不能用过去的数据来预测一场还没发生的比赛，但是医学却要这么做！而当医生把以往的统计数据用于当前的病例时，那些概率就显得苍白了，因为病人的结局要么发生要么没有发生，病人的结局不会是一个概率，而是一个明确的结果，但医生也只能从概率中选择一个，那么就像是伯尔尼奇迹一样，**无论多么有说服力的证据，医生也永远都还是有犯错误的可能。**

为了获得有说服力的证据，专家们设计了严格的临床试验，进行随机化分组和盲法试验，规定了被试验者的纳入和排除标准，并且详细规范了试验干预的方法，明确了客观的评价指标。以上种种，都让人相信，这样高质量的试验设计，足以最大限度地克服试验人员的主观影响，得到有说服力的客观结论。但是，就像是足球比赛一样，尽管国际足联制定了尽可能详细客观的比赛规则，应用了各种高科技的方法以利于裁判判罚，但还是经常会出现争议性的判决，可能会因为裁判的一个判罚而左右了整场比赛的走向。不管规则设计多么详细客观，只要执行者还是人，那么就总有它的局限性，比如犯规那一刻裁判的视线角度原因，或者裁判对球员某个动作的主观判断，都可能造成漏判或者误判。临床试验也一样，尽管试验设计的过程在尽可能地克服试验人员的主观影响，但是，只要试验的参与者和执行者还是人，那么就总有它的局限性，不可能绝对消除各种影响。比如被试人员对某个症状的理解可能有所差异，或者试验人员对某个体征的理解不尽相同，这样，在纳入试验的时候可能就没有想象的那么客观。再比如在对原始文献进行系统综述的时候，评价者本人的专业知识、认识水平和观点等主观因素都会制约一份系统综述的质量。因此，医生在阅读

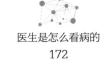

系统评价的观点时，也是持一种审慎的态度，而不是盲目地照单全收。

前面的几篇重点介绍了循证医学的优点，但是，科学精神的一大特点就是有界限性，承认各种方法都有其适用范围，再大的秤也有它的量程，没有什么是放之四海而皆准的真理。同样的，循证医学也有它的局限性和力所不逮的地方。既然各种临床试验无法做到绝对客观，总是会受到某些因素的影响，那么，在对待循证医学的证据时，医生就不能像数学家对待公式那样，或者像物理学家对待定律那样将其奉为圭臬，不可以毫无条件地作为已知条件拿来应用。即使面对循证医学提供的所谓最佳证据，医生也是会常备一颗怀疑的心。

没有比自以为正确更大的罪恶了

敬禀医神阿波罗、阿斯克勒庇俄斯、许癸厄亚、帕那刻亚，及天地诸神圣鉴之，鄙人敬谨宣誓：

余愿尽己之能力与判断力之所及，矢守此约。凡授余艺者：余敬如父母，为终身同甘共苦之侣；倘有急需余必接济。视彼儿女，犹余手足，如欲受业，余无偿、无条件传授之。凡余之所知，无论口授、书传俱传之吾子、吾师之子及立誓守此约之生徒，此外不传他人。

余愿尽己之能力与判断力之所及，恪守为病家谋福之信条，并避免一切堕落害人之败行，余必不以毒物药品与他人，并不做此项之指导，虽人请求亦必不与之，尤不为妇人施堕胎之术。余愿以此纯洁神圣之心，终身执行余之职务。至于手术，另待高明，余不施之，遇结石患者亦然，唯使专匠为之。

无论何适何遇，逢男或女，民人奴隶，余之唯一目的，为病家谋福，并检点吾身，不为种种堕落害人之败行，尤不为诱奸之事。凡余所见所闻，不论有无业务之牵连，余以为不应泄漏者，愿守口如瓶。

倘余严守上述之誓词，愿神仅仅使余之生命及医术，得无上之光荣；余苟违誓，天地鬼神共殛之！

上面这段文字即是希波克拉底誓言，又称为医师誓词，过去，医学生毕业时即要宣读这个誓言。随着时代的发展，誓言中的有些内容已经不再适合今天的情况，如今的医学生宣读的誓言都是经过修改的。尽管如此，这个誓言反映出一个非常重要的信息，就是医生在工作中要遵循的一些伦理规范。无论时代如何变迁，医生所要遵循的最基本的道德伦理规范是不会改变的，比如不伤害病人的原则、尊重病人的原则、公平的原则等。同时，人类又是一种复杂的动物，当设定好了伦理规范的时候，随之而来的就是伦理困境了。

医学是一门关于人的学问，伦理学本质上是人与人交流的过程，虽然我们有医学上的伦理规范，但是，在实际当中，并不是所有的事都是非黑即白那么简单，更多的是充满了矛盾。比如最著名的安乐死问题。医生有权力结束一个人的生命吗？对于一个接近死亡边缘的人，是让其快速地结束生命抑或继续让他在痛苦的煎熬中延长生命，到底哪一个更能体现出仁爱之心呢？再比如随着辅助生育技术的发展，具有基因缺陷的人是不是也有权利生育自己的下一代呢？如果是的话，那么这对于同样也携带了缺陷基因的下一代是不是也同样公平呢？

医学总是要面对大量诸如此类的问题，而很难简单地说明对错。英国作家扎迪·史密斯（Zadie Smith）曾说："在英国喜剧小说中，没有比自认为正确更大的罪恶了。喜剧小说给我们的经验是，我们道德上的狂热让我们变得顽固、肤浅、单调。"

医学伦理学不是简简单单的道德说教，不是所谓"医德"，它更重要的不是规范医生的行为，而是对生命的思考。像充满了各种矛盾的医学一样，医学伦理学自然也无法逃脱各种矛盾和困境，可以说医学的核心就是伦理价值。

知情同意书不是生死文书，也不是免责声明

耶和华见证人（Jehovah's Witnesses）是19世纪70年代开始出现的宗教团体，有其相应的宗教信条和准则。这些宗教信条中就包括了拒绝输血。因为《圣经》中视血为神圣，吩咐人要禁戒血，所以耶和华见证人按照《圣经》的原则拒绝接受输血。一般情况下的治疗确实是不需要输血的，但是，如果出现了像我老婆这样的产后大出血，那么拒绝输血就等于放弃生命。而这种事情真的就发生了。1994年的一晚，奈丽·维嘉（Nelly Vega）在康涅狄格州的斯坦福医院（Stamford Hospital）分娩生下了自己的第一胎宝宝，随后发生了严重的产后大出血，直至昏迷。于是医生建议输血。但是维嘉和她的丈夫都是耶和华见证人的信徒，因此拒绝输血。医院在紧急申请获得了当地法院命令之后，给予了输血治疗，最终维嘉被救了。但随之而来的是医院被维嘉送上被告席，指控医院侵犯了她的自由权。最后，官司打到康州最高法院，这就是著名的斯坦福医院诉维嘉案（Stamford Hospital v. Vega.）。州最高法院的最终判决令医界震惊：法院认为，每个人都有拥有自己和把握自己、不受他人限制或干扰的权利，因此每个成年常人都有权决定有关自己身体的事情。虽然医院和医生的存

在，就是为了为患病和垂死病人提供医护，但医方的这些行为仍不足以优先于维嘉维护个人身体完整的权利，即使她主张的这个权利会危及自己的生命。在医疗上所谓知情同意权就包含了拒绝治疗的权利，只要患者已经了解了后果，明确拒绝了治疗，医院就无权也没有义务强加给患者不想获得的医疗。最终判决医院败诉。

这个案例虽然令医界哗然，但是它所遵循的医学伦理原则无可厚非，这就是**尊重患者自主权**的原则。尊重患者的自主权，要求医生向患者提供尽可能全面的信息，在患者自由、独立思考的基础上，尊重和遵从患者的决定，即使有些决定在医生的专业角度来看可能是错误的。尊重患者自主权在平时医疗过程中最常见的体现就是签署"医疗知情同意书"。

一份"医疗知情同意书"到底是起什么作用的，我也是工作了一段时间，学习了一些相关法规以后才弄明白的。刚实习的时候，老师让我们去找病人签知情同意书，我当时就错误地认为，只要签了这份"生死文书"，那就是"生死由命，富贵在天"了，是死是活都跟医生没有关系，就是说当时的我以为这是一份免责声明书。但是后来又听一些老师说，即使签了这个文书也没用，打了官司还是要赔钱，当时我还愤愤不平，认为是法院乱判。后来弄明白了，以前是我理解错了。

这个"医疗知情同意书"是干什么用的呢？这只是证明了，医生在医疗过程中，对患者或其家属履行了告知义务，仅此而已。患者来就诊的时候，医生在给出诊断和治疗方案的同时，有向患者本人告知病情的义务，而且前面已经提到，在帮助患者做出决定之前应该告知尽可能全面的信息。如果一些治疗方案本身存在很大的潜在风险，比方说化疗，或者是进行手术治疗，这些治疗手段本身可能都会对身体造成损害，所以需要充分告知患者可能的风险，然后由患者来决定是否进行这些治疗。有时候治疗方案比较明确，按照医疗原则医生给出建议，这时候就是由患者知情同意；有时候治疗方案不明确，有几种方案可供选择，那么医生应该告知各种选择方案的利弊，这时候患者就是知情选择。不管是知情同意还是知情选择，都是医生履行告知义务以后，由患者来决定是否接受治疗，接受哪种方案的治疗，这体现患者对自己健康的决定权。所以知情同意书应该要求全面告知各方面的可能风险，如果有不全面甚至故意隐瞒，就是违法。

当患者签署知情同意书之后，就代表患者是在充分知情的情况下，同意接受医生建议的治疗方案，那么治疗方案中所声明的可能的潜在风险，需要由患者来承担。但这并不代表医生免责，如果在医疗过程中，因为医生违反医疗原则等主观过错而使患者健康遭到损害的话，即使是签署了知情同意书，医生也是要负全部责任的。比方说病人签字同意接受化疗了，但是医生因为疏忽算错了药物剂量，导致患者出现了严重的毒副反应，那么虽然治疗前病人签过化疗知情同意书，也是要医生负责任的，因为医生违反了医疗原则。

所以，医疗知情同意书不是什么生死文书，也不是医生的免责声明，它只是医生履行告知义务的一个证明。作为患者，不管是否接受治疗，或者不管接受哪种方案的治疗，都可能伴随着相应的风险。因此，医生在告知各种可能的风险并给出相应医学建议之后，最终治疗还是不治疗，以及如何治疗，这个决定得患者自己定。如果患者已经决定了治疗方案，比如已经决定接受手术了，那么不管同意书上写的风险有多大，患者都应该签字；而如果决定拒绝这种治疗方案，那么也应该签字拒绝，从而表示自己愿意接受拒绝这种治疗所可能带来的各种风险。

医生尊重患者的自主权，但也不是说要遵从患者的一切要求。如果有病人说医生给我开点毒品吧，我知道吸毒的风险，但我还是要吸；或者有病人说医生我失恋了，给我开点剧毒的药帮我结束生命吧，这时候医生当然不能满足病人的要求，这就涉及另一个原则，有利和不伤害的原则。

现代医学实验以不伤害为原则

医生给病人看病，总是希望自己的病人能够痊愈，而不希望被自己越治越差，所以"有利和不伤害原则"从字面上很好理解，不需要太多解释，甚至可能很多人会感觉这是个废话原则。但是，正是这个原则带来了与其他原则间的冲突，引发了各种伦理困境。

比如这个简单的"有利"二字，究竟是由谁来判断？通常认为应该是医生，由医生从专业角度，着眼于病人的最大利益，做出客观评估，从而得出"有利"的结论。但是看过前文的读者就会知道，这显然是医生主导的治疗，病人自己的观点被忽略了，这和尊重患者自主权的原则是相冲突的。比如前面提到的维嘉案的例子，就是一个非常典型的医学伦理困境。对于临床医生来说，和疾病作战只是一个方面，不时出现的伦理问题，也是一个很大的困扰，甚至一不小心就会惹上官司。

关于**有利和不伤害原则**，这里还想再讲一点关于医学实验的问题。

在前面的循证医学部分提到了医生在医疗过程中对于证据的看重，而这些证据就是医学文献中对于大样本的统计结果，呈现在文献上供医生参考的，诸如发病率5%或者大出血风险增加5倍或者死亡率下降30%之类的数字，这些数字精确、客观、冷静，令医生的医疗行为散发着理性的光芒。然而，你有没有想过，这些数字的背后却是一个个活生生的病人。多少病人的鲜血和艰难的康复，换来了统计数据"大出血风险增加5倍"中的数字5；多少家庭承受了痛失至亲的悲伤，换来了统计数据"死亡率下降30%"中的数字30%。你看到的医学文献中，所有的病人都变成了两个字——"样本"，他们所有的经历也都仅仅变成了各种的医学处理，然而实际上他们都有自己的名字、家人、生活。因此，医学实验不同于其他的物理或者化学试验，也不同于其他的生物学试验，医学实验的对象是人，就有它绕不开的伦理限制。

在介绍随机对照试验（RCT）时曾经介绍过，RCT是要先对研究对象进行随机化的分组，分别分配到试验组和对照组，然后分别给予相应的试验措施。比如试验组的患者给予某种药物，而对照组的患者给予外表和这种药物一样的安慰剂，最后观察两组病人疾病的变化，如果发现试验组的患者疾病治愈率明显高于对照组，具有统计学差异，那么，就可以认为这种药物是有治疗效果的。试验的方法自然是科学、客观的，但是伦理问题也不少。比如既然是试验阶段，那么就不能保证药物绝对安全，如果试验组的患者出现严重毒副反应了呢？再比如同样是患者，被分到对照组的人就只能接受安慰剂的治疗，如果延误病情了呢？就是说，接受医学试验的病人的利益如何得到保障，这些都是需要解决的伦理问题。

为了保障医学研究受试者的利益、规范医学试验研究，1964年，世界医学会制订了《赫尔辛基宣言》，并且在此后进行了多次修订，以作为医学研究的伦理原则和限制条件。宣言要求，医学试验的目的应该是为将来寻求方法，试验前须先有实验室或以动物做实验，接受试验者需要对试验有概括了解，并且在清醒下同意，如果试验对人体身心造成严重损害，须立即停止试验，并要拟好试验失败的补偿措施，才可以在合法机关的监督下，由具备资格者进行试验。宣言强调，所有接受试验者须知情同意，有说"不"的权利，如果患者拒绝接受试验，不应影响他本应接受的医学治疗。

在有了《赫尔辛基宣言》的原则之后，医学研究更加规范化人性化，各种风险被严格控制到最低，目前的大量临床研究，也都是在这样的原则框架下进行的。然而，医学是充满不确定性的，医学研究也不例外，即使有严格的伦理限制，也仍然不能保证绝对安全，因此，愿意参加医学试验研究的志愿者都是具有牺牲精神的。即使如此，对于一些前沿性的医学试验，由于安全性可能无法保障，也就难以通过伦理学审查，无法组织招募志愿者，这时候就只有医生来做出牺牲了，比较著名的有证实幽门螺杆菌引发胃溃疡的巴里·马歇尔（Barry J.Marshall）和发现树突状细胞的拉尔夫·斯坦曼（Ralph Marvin Steinman）。

20世纪70年代之前，人们都认为胃溃疡是被酸性环境腐蚀造成的，并认为在酸性如此强的环境下，是不会有细菌生长的。但是，1982年，马歇尔在胃黏膜的活检样本中培养出了幽门螺旋杆菌，因而考虑这种细菌可能是导致胃溃疡的罪魁祸首，而铋可以使细菌死亡。但是，要想得到这样的结论，需要有试验结果的验证，而马歇尔使用的动物模型，老鼠和豚鼠都证明对幽门螺旋杆菌有抵抗力。在没有动物实验的情况下，无计可施的马歇尔自己吞下了含有幽门螺杆菌的配制物。一周后他开始呕吐，症状出现后十天，他进行了胃镜检查，证实患了急性胃炎，并且发现幽门螺旋杆菌在他的胃中滋生。在第十四天，马歇尔开始使用抗生素和铋剂进行自我治疗。他的症状迅速消失了，复查胃镜显示炎症消退。马歇尔用自我试验的方式，证实了幽门螺杆菌的感染可能引发胃炎，并将这一试验报道在《澳大利亚医学学报》（Medical Journal of Australia）上。现在我们已经知道，幽门螺旋杆菌是引起消化性溃疡的主要原因，并且已经发展出了药物治疗幽门螺旋杆菌的方法，而马歇尔也于2005年获得诺贝尔生理学或医学奖。

斯坦曼在上世纪70年代发现的树突状细胞，被认为是人体启动免疫应答的上游细胞，专职负责抗原递呈，就是把抗原信息传达给下游细胞进行处理。恶性肿瘤细胞源于自身细胞的突变，能逃过自身免疫系统的监视，如果把肿瘤细胞的抗原信息通过树突状细胞传达给免疫系统，那么就有希望通过人体自身的免疫系统来治疗癌症。这只是一种理论上的设想，要想验证需要有医学试验的支持，而这种治疗方法前所未有，有效性和安全性全部都无从获知。而斯坦曼本人恰恰罹患了胰腺癌，一种恶性程度极高的癌症。于是，斯坦曼开始利用自己的身体进行试验，从自己的肿瘤组织上提取蛋白或遗传物质，制成相应的树突状细胞疫苗，然后给自己注射这种疫苗，以观察自身免疫系统所发生的变化，获得了宝贵的临床数据。因为"发现树突状细胞和其在后天免疫中的作用"，斯坦曼于2011年被授予诺贝尔奖。然而不幸的是，在颁奖前三天，斯坦曼因胰腺癌去世，但诺贝尔委员会仍维持授奖的决定，斯坦曼成为近五十年来首位去世后仍获诺贝尔奖的学者。在获奖前一周，斯坦曼曾说："我知道为了获得诺贝尔奖我不得不坚持挺下来，因为他们不把奖授予逝世者。我要为此而挺住。"没有坚持到颁奖的那一天，是斯坦曼先生的不幸，但是他的贡献可能使无数人获益，将是全人类的幸事。

一说到医学试验或者人体试验，可能很多人就觉得作为试验品的人就没了人格，变成了"小白鼠"，成了物化的试验品。而事实上，自从有了《赫尔辛基宣言》的规范，正规的医学试验都是在严格规范下进行的，强调对受试者的保护和尊重。现代医学研究的伦理规范已经比较完善了，可以最大限度地保障受试者的利益和安全。可以说，经过正规设计并且通过伦理审查的临床试验，其安全性是基本可以保证的。作为患者，当有医生征求您的意见，希望您成为医学研究的受试者时，请您花点时间稍微考虑一下，如果方便的话，在充分知情同意的情况下，希望能得到您的配合。作为普通人，我们可能无法像那些诺贝尔奖获得者一样对医学的发展作出如此巨大的贡献，但是，医学试验的志愿者对医学发展的贡献，也同样值得尊敬！

第 六 章

每次就诊，都是医患之间的缘分

科学已经为我们做出了许多解释，但它还是浅薄的知识，因为它掩盖了伟大、深沉、神圣而不可知的无限领域，这个领域人们永远不能渗透，任何科学对此也显得非常肤浅。

——托马斯·卡莱尔（Thomas Carlyle）

这个世界上没有人知道自己到底想要什么，他们就等着别人来告诉他们。所以，只要你用很诚恳的态度告诉他，他想要什么就对了。知道为什么吗？因为没有人愿意在失败的时候承认自己的错误，他们宁愿自己是上当被别人骗。

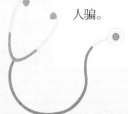

——杨德昌电影《麻将》

人生其实是一次冒险的旅程

现在我们再来看一下关于重度子痫前期患者终止妊娠时机的建议：
"重度子痫前期患者：＞孕34周患者，胎儿成熟后可考虑终止妊娠。孕37周后的重度子痫前期可考虑终止妊娠（Ⅲ-B）。"我们知道，足月妊娠的概念是孕周达到37周，小于37周的为早产儿。早产儿可能会有一些脏器发育还不够成熟，所以出生以后发生各种并发症的风险会比足月儿明显升高。因此，如果没有特殊情况，总是希望达到足月以后再生产；而有些要做择期剖宫产的孕妇，一般希望孕周能到39周后再手术。但是这份指南中，对于重度子痫前期的患者，孕周超过34周，就可考虑终止妊娠了。虽然34周还是早产的范畴，但是出于病情的需要，还是建议终止妊娠了——这里体现的，就是医疗实践中权衡风险利弊的原则。

其实，权衡风险利弊的原则，不仅仅用在医疗上，平时生活中也是一直在用的，因为几乎任何事情都可能存在潜在的风险。比如坐飞机旅行，有发生空难的风险；过马路可能会有出车祸的风险；吃鱼的时候，可能会有被鱼刺卡住喉咙的风险，而且临床上还有被鱼刺刺破主动脉丧命的报道；前段时间看到有则消息，有人在自己身上拍死只蚊子，结果蚊子尸体进入皮肤诱发感染最终丧命——拍死只蚊子都有风险！可以说，几乎没有什么事情是万无一失、绝对安全的，我们在得到一件事情带来的好处时，就要承担一定潜在的风险。

有风险不可怕，更不能说因为有风险于是就拒绝做某件事情。比如怕发生空难，就永远不坐飞机，那么可能就失去了到更远地方去的机会；怕出车祸，就永远不过马路，于是就永远没法到马路对面；怕被鱼刺卡住喉咙，于是永远不吃鱼，就失去了享受很多美味的机会。因为某项风险而放弃这件事的时候，同时失去的，还有这件事可能带来的好处，更何况，选择放弃做某件事本身可能也有潜在风险。人生本来就是一场冒险，既然来了就无法逃避！

所以，面对各种风险，我们要做的是进行评估和权衡，权衡做这件事情的风险和获益哪个大，为了获得这个好处去担这些风险是否值得；权衡做这件事情和不做这件事情的风险哪个大；权衡选择做这件事情和选择做另一件事情的风险哪个大。当我们把各个事情的风险获益都摆在眼前时，结果可能就会清晰起来了。

比如一位怀孕34周的重度子痫前期的患者，现在医生面临的行动方案有两个：终止妊娠和继续待产。这两种行动方案可能带来的后果：

1. 马上终止妊娠，对于孕妇来说，终止妊娠的结果：（1）疾病得到控制；（2）疾病控制不理想，仍有进展。对于新生儿来说，因为新生儿是只有34周的早产儿，那么新生儿的可能结果：（1）新生儿健康，虽然是早产儿，但并没有发生早产儿的相关并发症；（2）发生早产儿的相关并发症。

2. 继续待产，对于孕妇来说，待产的后果：（1）疾病进展很慢，病情加重不明显；（2）疾病快速进展，严重影响孕妇健康。对于胎儿来

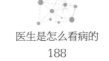
说，由于没有终止妊娠，此刻不存在早产儿的情况，但是仍然有以下可能：（1）胎儿继续随孕周增大，各脏器发育更加成熟；（2）胎儿生长受限，并未继续随孕周增大；（3）因为病情恶化，宫内环境也相应恶化，胎死宫内。

这时候，医生会根据当前的医学知识，考虑每种结果的可能性，比如重度子痫前期终止妊娠后疾病进一步进展的概率，34周早产儿发生相关并发症的概率，重度子痫前期患者病期延长超过34周后进行性加重的概率，以及胎儿在宫内发生意外的概率等。查阅相关医学文献，进行比较后发现，虽然34周属于早产范畴，但是，34周早产儿发生相关并发症的风险和重度子痫前期疾病进一步进展、胎儿发生宫内意外的风险相比，前者风险是小的，而且重度子痫前期患者终止妊娠后，疾病仍有进展的概率也是小的。经过权衡之后，我们认为，虽然冒着34周早产儿的风险去终止妊娠，但是最终的结局，母儿的综合获益是更大的，于是一致认为，对于重度子痫前期的患者，如果孕周超过34周，那么就可以考虑终止妊娠了。

临床上有一种称为临床决策分析的方法，先明确病人目前状态所要面临的几种行动方案，然后列举出每种方案可能产生的结果，根据医学原则给出每种结果发生的概率，利用概率学的方法对这些概率进行计算，把最终结果进行比较，从而选择获益概率最大的方法。比如上面说的重度子痫前期的评估过程，就是临床决策分析方法的一个简单体现。对于重度子痫前期患者终止妊娠的时机问题，已经被写入指南了，医生在处理的时候按照指南推荐去做就可以了。但是临床上很多问题更加复杂，指南远不能包括全部的临床问题，但是思路原则是不变的，医生面对不同的问题都会按照这样的原则进行权衡。

当然，这种方法也有局限性，比如这个分析的过程有一步是对各个可能的结果进行概率赋值，而目前医学上很多问题没有足够的统计数据来支持医生进行概率赋值，就是说很多概率是查不出来的，而只能是医生的主观概率赋值，就是说是医生认为的概率，这时候对于结局的判断，就不可避免地带有了医生的主观影响。

高剖宫产率背后的无奈

关于利弊的权衡，应该就是针对患者的风险和获益，但是实际工作中，医生的考虑恐怕要更多一些。作为妇产科医生，体会最深的就是剖宫产相关的问题了，就以此为例，说明一下医生决策背后的无奈。

作为一种可供选择的分娩方式，剖宫产手术对于一些高危妊娠的产妇来说，确实是挽救了很多母亲和胎儿的生命。但是，剖宫产毕竟是手术，就像在前面提到的一样，手术即是伤害，剖宫产手术也有手术风险，有相应的手术并发症，所以，应该把握好剖宫产手术的适应证，如果没有必要，还是应该争取自然分娩的。WHO提供了一个剖宫产率的推荐比例，大约是15%，就是说有大约15%的产妇采用剖宫产手术比自然分娩更好。但是随着手术和麻醉技术的进步、抗生素的应用、对胎儿疾病的认识，剖宫产的手术指征也在不断放宽。近些年来剖宫产率在全世界范围内都在升高，很多国家超过了15%的这个比例。比方说2006年、2007年的数据，加拿大是26%，美国是32%，都高出差不多一倍。而中国更是以将近50%的剖宫产率雄踞世界首位——这实在是太高了！

关于我们国家的剖宫产率全世界最高，原因有很多，这里仅从医生权衡利弊的角度分析一部分。

关于分娩，有些产妇在认知上存在偏差，以为剖宫产就不疼了，生得快，自己"遭的罪少"。我曾经给一个准90后孕妇剖宫产，她的观点就是：现在都什么年代了，哪还有自己生的？所以任医生嘴巴磨破、唾沫说尽，还是完全没有一点自然分娩的意愿，铁了心一定要剖宫产。另外，有些产妇想要挑个良辰吉日生宝宝，甚至还要择吉时生，还有的为了能提早一年上学，要赶在9月1号前剖出来，或者还有在清明节、阴历七月十五生孩子之类的忌讳。这是自然分娩没办法控制的。这些错误的观念都增加了剖宫产率。

面对产妇基于错误认知进行的选择，医生自然有义务进行解释劝说，但是如果解释劝说未果呢？很多医生就会选择遵从病人的意愿，而实际的利弊权衡中，这种选择对于病人来说可能不是获益最大的。既然获益不是最大的，那为什么医生不坚持原则，而是遵从病人的意愿呢？因为这对医生来说，可能是风险最小的。

我们知道，自然分娩是一个很漫长复杂的过程，中间有很多干扰因素。按照教科书上讲的，影响自然分娩的有四大因素：产力因素、产道因素、胎儿因素和产妇精神因素。在管理自然分娩产程的时候，每个因素都会随着产程的进展而变化，让医生很难进行预判，最后一个产妇精神因素就更是不可控。如果一个产妇铁了心就不想自然分娩了，即使让她试产，多数最后还是做了剖宫产，产妇的精神因素是可以影响产力等其他因素的，这是一个明确的增加剖宫产率的因素。如果一个产妇坚决不想自己生，而医生又坚决让她阴道试产，这时候矛盾就产生了。而结果因为种种原因没有生出来，还是剖宫产了，那就变成患者的自我预言实现了，对医生来说就麻烦了。因为患者早就要求剖宫产，医生不答应，最后受了罪不说，还是得剖宫产了，那医生为什么早不答应？为什么不一开始就选择剖宫产？（这种马后炮式的质问碰到过太多了，最堵人，也最让人心寒）为什么不尊重患者要求？是不是因为红包没送到啊？是不是因为医生缺乏职业道德，就是要和病人过不去啊？如果剖宫产最后结局良好还罢了，万一再有点意外，出血量大，或者产褥感染，那医生的麻烦就更大了，马上大帽子就先扣上了——这就是缺乏职业道德而导致的病人的严重后果，轻了是投诉、上媒体、打官司，重了可就是皮肉之苦了。于是，多一事不如少一事，既然产妇坚决要求剖宫产，那么就告知风险，让其签字，准备手术就是了。以我国目前的医疗环境，这种"毫无剖宫产理由的"剖宫产占的比例还真的不少。

这么看上去，好像是产妇们的固执己见，甚至是不可理喻才造成了这种情况。其实，产妇们的选择也有她们的原因，这就是我们国家的计划生育政策。中国是全世界唯一一个实行计划生育政策的国家，每个家庭提倡只生育一胎，有些地方甚至强制只生一胎。而剖宫产的影响，主要是在产妇身上，而且随着手术技术的发展，更多的影响是远期的，就是说是对下一次生育的影响，比方说瘢痕子宫的破裂、前置胎盘、瘢痕妊娠等。在一胎政策的影响下，每个家庭对于这个唯一的宝宝都很看重，所以就特别强调良辰吉日，很多妈妈更是抱着宁可自己受苦，也要宝宝平安的心态来生孩子的，觉得肚子上挨一刀没事，万一生产的时候孩子缺氧就麻烦了；而且反正就生一个，下一胎的不良影响根本就不用考虑了。在这种心态的驱使下，很多人铁了心要剖宫产，根本不听医生的劝告。另外，因为剖宫产的主要影响在产妇身上而且多是远期影响，而中国的很多产妇估计这辈子就生这一回了，那么中国的医生在评估风险的时候对剖宫产的风险评估就会下调，从而提高了剖宫产率。

数据不能决定全部

人们总是对不确定的东西充满了恐惧，总是希望用什么方法把不确定的东西转化为确定的，以利于自己掌控。于是，面对充满了不确定性的黑夜，我们学会了利用光去驱散黑暗，重新让自己获得了像白天一样的掌控力。同样，面对生活中的各种不确定性，人们想到了用数字这种确定的东西来进行描述，比如，当伽利略开始用数学语言来描述运动之后，物理学发生了巨大的飞跃；而当生活中的一切都被纳入数学的帝国中时，我们好像又获得了对生活的掌控。这次面对医学的不确定性，人们想到的是概率。上一节介绍了医生对结局进行权衡的时候，对各种情况概率的思考和应用，现在继续说这个概率问题。

我们对某项职业进行调查，选取了这项职业的从业人员600余人进行统计发现，该职业的从业人员平均寿命只有39岁，而且从业人员非自然死亡率达到44%，远高于其他社会群体。除此之外，该职业的从业人员中，有较多人格异常甚至心理变态的报道，可以推测职业压力较大。这么差的一个苦差事，还是有很多人向往，甚至不惜生命去争取。

上面说的这项职业就是中国古代的皇帝。这样介绍的话，我想你很难感受到这项职业的吸引力，也就很难让人理解为什么还会有人对这一职业趋之若鹜。因为这些统计数据只是这一职业的一个方面，而它的另外的方面，比如一旦可以从事这项职业，就有机会获得巨大的权力和财富，使自己的私欲和精神有机会得到最大程度上的满足……这些方面，都没有通过统计数据表现出来，而事实上，也很难通过统计数据来表现。统计数据可能掩盖了它背后的一些信息。医学上的一些数据也会存在类似问题，获得的数据所表现的，可能只是整体的一个方面，而另外的方面可能就很难用统计的方法来表现了。

这里说皇帝这项职业，重点是想说明，我们在做出选择的时候，除了考虑统计数据显示的利弊得失之外，还要考虑其他的因素。

比如人们在选择皇帝这项职业的时候，有些人可能知道它的这些不良数据，知道做皇帝其实是件苦差事，还有些人并不知道这些数据，或者压根儿就不想知道。而之所以会有人在不进行全面评估的情况下，就做出如此不理智的选择，就是因为它的某些特点，对某些人有着巨大的吸引力，以至于可以甘心不考虑其他任何可能的风险或者不利因素，宁愿冒着生命危险，也要去争取。

所以，概率只是一个方面，当其他方面有更强的吸引力时，对那些统计数据就考虑得少了。医学上，医生要考虑概率，但并不是只考虑概率，还有个重要的事情，就是考虑问题的先后顺序。和皇帝们选择职业考虑问题的顺序相反，他们是优先考虑获益问题，而医生则是优先考虑可能受损害的风险。之前有个热播美剧叫作《周一清晨》，里面有不少医院内部对医生处理的医疗事件讨论。当医生在几种处理方案中做出选择时，有时候会假想自己站在被讨论席上，面对诸位同行对自己的种种质疑，看看自己是否能有充足的理由说服大家，如果有，那么这个选择就是目前最好的。

因为做什么选择都是有潜在风险的，医生必须有充分的理由，说明自己当时为什么选择这样的医疗处置，虽然也有一定的风险，但是，在几种可供选择方案中，这个选择应该是最佳的。

这有点类似前面诊断原则中的优先排除原则，治疗危急重症时抢救在先的原则。在选择治疗方案的时候，如果可供选择的方案有几种，那么要先评估几种方案可能的最坏结局，如果某个方案的最坏结局可能非常差，甚至是致死的，就算这种概率不高，这种方案的选择等级也应该往后放。这种医疗处置的思路，比较常见的是用于对替代医学的选择上。替代医学包含的内容很多，而对于中国人来说，最熟悉的替代医学就是中医了。

多研究些问题，少谈些"主义"

　　传统中医可谓源远流长，体现了传统的中华文明在人体健康方面的认识。不可否认，中医治疗，在医学上确实有它的一席之地。但是，随着西医的引进，传统中医受到了巨大冲击。从上世纪初期开始，中西医之争就一直没有消停过。随着网络的普及，很多人有了表达自己意见的渠道，于是，网络上也到处可见"中医粉"和"中医黑"们的论战。这两方阵营当中，鲜见有临床医生加入，而我也不想加入"中医粉"或"中医黑"任何一方的阵营。只是作为一个医生，要对病人做出临床决策，总是要表明对待某些中医治疗的态度，而且顺便介绍一下关于替代治疗的概念。

　　中医是和西医完全不同的医学体系。中医的理论基础是阴阳五行学说，就冲着这一点，就被很多人批驳得一无是处——用这种迷信的东西来给人看病，这不是草菅人命吗！西医的理论基础是基础医学的各个学科，比如病理学、解剖学、药理学、生理学等，这些都是建立在现代生物学基础上的，自然容易得到人们的信任。但是，我在前面也提到了，临床医学不是简单地把基础医学的理论直接推导用于临床，而是需要通过临床验证，即使看上去再先进的理论，也不能不经验证就直接拿来用于临床。所以，理论不是关键，关键看效果。

而以中医的特点，决定了很难像西医那样设计出良好的临床试验，以验证其疗效，因而缺乏强有力的证据。和西医不同，中医诊断的望、闻、问、切缺乏标准化的指标，非常依赖于医生个人的主观判断。可能同一个病人经不同的医生诊断，会得出不同的结论，从而使得诊断难以标准化。这些都是临床试验设计时的巨大障碍。因此，整个中医体系中的病因学和治疗方面就难以拿到前面提到的Ⅰ类证据或者Ⅱ类证据。那么，当一种疾病有两种治疗方案，一种具有证据支持，另一种只是凭经验的时候，明智的选择应该是选择有证据支撑的治疗方案。不过，我在前面介绍循证医学时也提到了，并非所有临床问题都可以设计出理想实验来进行验证，很多临床问题没法设计试验，所以，临床上也不是说只能用经过试验验证的方法，而未经验证的就不许用。因此可以说，尽管现代医学有了很大的发展，但是还远不能解决医学上的全部问题，所以中医还是有其存在的理由的。

另外，所谓的中医治疗没有副作用，其实是想表达吃中药没有副作用，这也是一种误解。中药的副作用是不清楚，但是不清楚不等于没有，尤其是中成药，理论上讲肯定是有副作用的。西医治疗中会比较明确地注明可能的不良影响，而中医的不少治疗其不良影响并不清楚，那么，在医生做临床决策进行权衡的时候，"副作用不详"也就成为了中药的副作用。就好像下雨天地面上有一片积水，西医会告诉你这一片积水最深处有多少，最浅处有多少，哪个位置有个阴沟的井盖被冲走了，于是你在选择行走路线时就会有所考虑，虽然知道一定趟水会把鞋弄湿，但是总还可以选择尽可能浅的路线；而中医则是告诉你着摊水，或许很浅，但也或许有地方是个没有井盖的阴沟，万一走到那儿你就掉进去了。这时候，前面那摊水深浅的不确定性就成了一种风险。这种风险的大小也要进行对照评

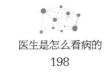
估。比如虽然西药的副作用很明确，但是全部都很严重，相当于前面布满了阴沟，即使你小心行走也照样有掉进去的可能；而某种中药的治疗，根据医生以往治疗的经验，很少出现严重副作用，虽然不能证明这种中药没有严重副作用，但是可以认为出现严重副作用的机会是小的，那么风险也显然比密布阴沟的情况要小。

中西医之争的关键在于，大家总是想要说服对方，自己阵营的医学是最好的，或者是优于对方的，所以就应该取代对方，这是一种非常狭隘的思想。不能说因为某种方法优势不够，"终将"被取代，于是我们现在就要废除它。或许中医确实"终将"被取代，但是，不是现在，而且，取代它的没准不是西医，因为目前的西医也还远不是一种完美的医学体系，不足以解决全部的医学问题。既然如此，在面对疾病这一人类共同的敌人时，中西医应该并肩作战，各尽所能。

中西医之争的一大问题在于，太多的人把这场争论定位在"主义之争"上，先划定了中医西医的派系，分清谁是名门正派，谁是邪道魔教，然后就是非我即敌的门派争斗。但是，医学问题都是一个个活生生的案例，解决临床问题的最终目的，是让这个病人恢复健康，至于用了谁家的功夫这有什么关系？中医粉们给中西医下了很多莫须有的定义，什么西医治标中医治本，什么西医只是头疼医头脚疼医脚，什么西医副作用大中医副作用小等，于是碰上医学问题就先用中医解决。而中医黑们则是压根儿就把中医视为魔教，只要是中医的治疗方法，或者没有随机对照试验的治疗方法，一律不用。这些论调作为茶余饭后的吹牛谈资倒也无妨，只是对于医学实在用处不大。临床医学是最讲究实用性的一门学问，所以，借用胡适先生的一句话，在中西医之争的问题上，我们还是应该"多研究些问题，少谈些'主义'"。

看中医时要注意的问题

目前对于中医的态度和应用，医学上比较流行的做法，是把它作为一种替代医学。既然是补充替代，那么就有主流，目前推荐使用的医学方法是建立在循证医学原则基础上的西医。就是说，如果有了医学上的问题，推荐大家先选择西医，看看对于这个毛病现代医学是个什么说法，它的治疗是怎么样的。对于大部分情况，西医的处理还是可以获得比较理想的效果的。但是，大家也看到了西医的种种不足，于是就有了中医的用武之地。

选择使用中医的理由可以是多方面的，比如对西医治疗的效果不满意，或者纯粹就是一种健康价值观上的选择。不管出于什么原因，假如你打算寻求中医的帮助了，那么医生会对你要面临的一系列情况进行评估。这个评估决策的流程，对于普通患者进行就医选择的时候，是会有所帮助的。

第一步：评估潜在伤害。

这就是前面提到的，医生考虑问题的顺序——先排除伤害。这里说的伤害范围很广，除了对身体的直接危害，比如有报道过的对身体健康的伤害，或者前面提到的"副作用不详"；还有间接危害，比如选择了中医会不会造成延误常规治疗，或者需要支付巨额的诊疗费用等。我们已经知道，做任何事都是有潜在风险的，即使选择了有确切证据的西医治疗，也不能避免伤害的风险。而风险的大小是一个相对概念，所以我们一般把某种疾病的中医治疗和相应的西医治疗做比较。如果第一步评估认为存在的潜在伤害风险比较高，那么是不建议选择中医治疗的。比如有人选择中医治疗高血压，我们在评估的时候不是先看治疗高血压的效果如何，而是先看用中药治疗高血压会出现哪些风险。结果我们发现，使用中药治疗高血压的不少病人发生了严重的电解质紊乱，其严重程度明显比服用西药要重，而且某种药物的费用也比较高，那么这种情况下，我们还是建议不要选择中医治疗。如果认为虽然存在风险，但潜在伤害的风险还是比较低的，那么就可以进入下一步评估了。

第二步：评估潜在的益处。

这个益处也包括几个层面，首先，当然是具有科学性的依据，就是前面说的，这个方法是经过良好的临床试验所验证的。比如某些针灸的方法在缓解症状方面是有比较好的证据支持的，那么这就是具有科学性的获益依据。其次，如果没有科学的依据，那么这种治疗的历史和文化也应该是另一种形式的有效信息。很多中医治疗的方剂在特定的文化中有悠久的应用历史，那么这方面的评价也是有意义的。最后，还要考虑患者的信心，如果患者有强烈信心，而又没有证据表明这种治疗有潜在危害，那么应用这种治疗也是合理的。这在现代医学上称为被激发出安慰剂效应，也是具有治疗价值的。假如经过医生的评估，中医治疗对于病人目前状况确实存在潜在的获益可能，那么就可以继续进入第三步评估了。

第三步：评估执行系统。

就是说，评估将要给你看病的中医医生的水平和资质，是经过了正规的专业学习、获得了执业资格的中医师，还是个传说中的"神医"，而实际上是个没有执照的江湖游医。这其实就是看病时候的"选医生"，如果你有足够的信息量可以证明你要就诊的这位医生水平足够高，有足够的资质来为你看病，那么就可以继续进入最后一步了。

第四步：评估能否结合进入整体的治疗计划。

就是说你就诊的这个中医，他给出的治疗方案，是不是排斥其他的治疗。比方说，如果有的中医声称只能用他的药或者用他的方法治疗，而且在他的治疗期间，不能再用西医，那么不管他给出怎样的理由，都说明他的治疗是不能结合进入整体的治疗计划的，那么，就最好不要选择这种治疗方法。

这个评估决策的流程，适用于选择中医的治疗，同样也适用于市面上众说纷纭的各种保健养生方法，因为这些方法也大都是没有经过试验验证的，只能算是替代医学。接受什么样的治疗，都应该是经过评估的，而评估的依据，是治疗的安全性和患者的综合获益，而不是看属于哪个医学体系。如果你可以按照这个流程准确地进行评估，并且结果安全有效，那么你的选择应该是比较安全而且有效的。当然，由于普通大众对于医学知识的缺乏，要做到比较准确的评估还是很困难的，所以最好还是征求一下专业医生的意见。

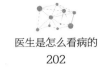
　　这个评估流程的另一个好处还在于，可以较好地识别骗局，江湖骗子是很难通过这个评估的。因为中医本身就缺乏科学的证据，所以也就容易被人拿来编造一些话术行骗。这里再强调几个利用中医的常见骗术，如果有以下情况，尤其应该提高警惕：

　　◎ 夸大疗效，声称可以治愈一些医学上的难治疾病，像高血压、糖尿病、癌症等。

　　◎ 过于依赖某位医生，声称只有经过他的诊治，疾病才能见效，还可能要频繁随访。

　　◎ 推荐独家秘方，声称只有他的产品有效。

　　◎ 排斥包括西医在内的其他治疗方法。

别拿村长不当干部，别拿安慰不当治疗

临近过年，不少人在谈论烧香拜佛，家里也开始摆起供桌，包括有些绝症晚期的病人，也有去烧香的，祈求身体健康。

其实只要接受过科学常识的教育的人，都知道，烧香拜佛是不可能治病的，烧不烧香拜不拜佛，对病况不会有什么帮助。那么，如果一个绝症晚期的病人，时日无多，要去烧香祈福，作为医生你会持什么态度？会不会告诉他，"虽然我已经没什么办法了，但也不要去烧香了，那个没用，不会给你任何好处"。

我想，如果患者家属来问，确实应该这么回答；但如果病人本人来问，我觉得这么回答有点残酷。其实，很多人平时不烧香，而是临时抱佛脚，他们去拜佛，不过就是寻求一种心理上的慰藉。临近生命的终点，对生的渴望和现实的对比，很容易让人产生强烈的绝望感。不同的人，心理调节能力是不同的，如果有人真的想寄托于求神拜佛，为什么要残酷地予以否定呢？这个时候的烧香拜佛，对治疗疾病肯定是不会获益的，但是对病人不一定没有任何好处，他可能获得心灵上的慰藉，不至于最后的日子在绝望中度过。

这种东西，老百姓叫善意的谎言，医学上叫安慰剂。

别拿村长不当干部，别拿安慰剂不当治疗！

大家到医院去看病，总是希望得到的治疗是管用的，就是说希望医生可以解决身体的疾病问题。但是，以目前医学的水平，远不能满足这项需要。而且很多时候，病人不得不付出相当大的代价以获得看上去更大一些的益处。比如接受创伤很大的手术或者接受漫长而痛苦的化疗，以获得可能的生存期的延长。而这种杀敌一千自损五百的惨胜，在有些人眼里真的并不是那么吸引人。医生有各种治疗的武器，有大量的循证医学证据和文献研究，还有各种各样的诊治指南，但是，医生面对的对象是人，是有思想有生活的人，不是一个简单的床位号，更不是医学文献上的某个样本代号。就拿前言中提到的那次经历，在我老婆产后大出血接受抢救的时候，作为医生，我知道每一项治疗每一步操作意味着哪些风险，我知道治疗可能出现的不同结局。比如产后大量出血可能会对垂体造成缺血性损害，医学上称为席汉氏综合征，以后会无法进行母乳喂养并且出现闭经；比如产后出血保守治疗不理想，可能需要切除子宫，病人从此将丧失生育能力。教科书上关于结局的描述仅仅是到此为止了，但是，病人所承受的远远超越了这一切，她要承受各种心理上的煎熬，要以新的方式去面对家人，她所承受的结局，不是简单的一个"综合征"的名字，而是将要改变整个人生和家庭的轨迹。那个时候，我已经无法在"医生"和"丈夫"角色间频繁切换，而正是作为丈夫这个角色，我才真正体会到了病人作为一个"人"的复杂。这或许就是所谓的"未曾深夜痛哭过的人，不足以谈论人生"吧！

把医学仅仅理解成是治疗疾病，是过去的看法，那时候是生物医学模式，就是把医学更倾向于看成是生物学的分支，而病人仅仅被当作生物学上的人来看待。医生看病，就像是给机器修理故障一样。而现在已经转变为**生物—心理—社会医学模式**，就是说给人治病，不能仅仅强调人的生物性，还应该注意到人的心理和社会属性。在强调科学的同时，也不能忽视人文的关怀，要兼顾病人的生活原则和家庭责任。这些都是无法借助程序化思考或者量化分析来得到答案的，它超越了统计学中的各种数字，也不是教科书或者诊治指南可以涵盖的。正如斯隆·凯德琳癌症纪念研究中心（Memorial Sloan-Kettering Cancer Center）血液学部主任史蒂文·尼莫（Stephen Nimer）所说："病人做的选择必须与他们的生命哲学一致。"

在有些病人的眼里，生命的质量并不重要，只有生命长度才重要，不管活着有多痛苦，他都要活下去，即使面对最可怕的放疗和化疗，也毫不退缩，他们的目标只有一个：把病治好，尽可能长地活下去！还有些病人看来，有尊严地活着胜过毫无质量地延长生命，为了延续生命而接受的种种痛苦的治疗，无异于对生命的折磨，他们宁可选择放弃。虽然这些病人可能患有相同的疾病，他们的生命哲学却大相径庭，而这些差别，是无论哪种医学文献都无法完全顾及的。在对各种风险进行评估时，可能医生考虑的是一个方面，而病人实际考虑的则是另外的方面，医生只能根据不同的病人给出不同的决策，此时医生所遵循的是**对生命的尊重**。

每个病人意愿的不同，远远不止表现在对生命质量的考虑上，可能还包括对待生活的态度、和家人之间的关系、治疗经济成本的承受力等。可以说，每个病人对待疾病的态度，都是一种人生观、价值观的体现。

当然，生物—心理—社会医学模式，除了强调医生对于患者的人文关怀和个体化思考，也包括医生对于病人一般心理上的把握，从病人最关心的问题和环节入手，解决病人的顾虑，从而尽可能地让病人接受最有利的治疗。

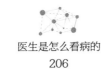
其实，很多时候病人在选择或者放弃某个诊疗方案时，并不是出于对生命长度和质量之间的考量，而实际上更多的是病人自己也不清楚到底想要什么，他们什么都想得到，什么都不想失去。很多病人在得知自己患有某种重病的时候，就像是五雷轰顶。这时候，医生再提出一大堆的治疗方案，他们可能就会完全没了主意。

病人比较常见的心理反应有两种，一种是担心治疗所带来的不良反应或者新的问题，这是病人和家属不肯接受某种治疗的常见原因。人们在面临变化不定的考验时，总是会把着眼点放在明确的事情上。疾病本身所带来的痛苦是变化无常难以捉摸的，而某种治疗方案所带来的可能不良后果往往是比较明确的，于是，病人可能会紧紧盯着这些不良的结局，放弃了可能获益的机会，从而延误了治疗。比如癌症的化疗，虽然会有严重的副作用，过程也是痛苦的，但是已经有明确的证据表明，和治疗癌症获得的益处相比，化疗的风险是小的，所以应该是值得使用的。再比如前面提到的重度子痫前期病人终止妊娠的时机，有些孕妇可能紧盯着34周的胎儿还未足月，担心早产儿会存在健康的问题，但是和继续妊娠对母儿双方带来的风险相比，34周的早产儿风险明显是更小的，此时终止妊娠也是值得的。如果病人因为过于看重治疗所带来的风险，而拒绝医生提供的方案，就可能面临更加严重的后果。

另一种是对于目前面对的痛苦过于焦虑，身体上的强烈不适感已经击溃了病人的理智，在趋利避害的本能驱使下，病人会不经思考地要求选择可以快速缓解目前状况的方案，而可能并不是最理想的方案。一个很典型的例子就是产妇分娩时的疼痛，分娩时的疼痛是人类经历的最顶级的疼痛，可以对人的意志力造成毁灭性的打击，很多产妇被分娩的阵痛折磨得失去了理智，和平时相比好像变了一个人。虽然随着分娩镇痛技术的提高，和过去相比可以很好地缓解这种疼痛，但是，分娩的疼痛仍然是女性不得不面对的痛苦。面对这样痛苦的折磨，有不少即将临产的准妈妈们就会要求行剖宫产手术来进行分娩。这就是一种非理性选择了。确实，以现在的技术水平，剖宫产手术已经是一个比较成熟的手术了，在处理很多高危妊娠方面，成功挽救了许多产妇和新生儿的生命。但是，既然是手术，就有它的相关风险和并发症的存在可能，就像前面提到的那样，要有手术指征才可以做手术，就是说要在必要的情况下再去手术，而分娩时的疼痛不是剖宫产手术的指征，不能因为怕痛而进行手术。分娩的阵痛只是身体的不适感，而手术带来的创伤是对机体明确的损伤。这时，医生会根据病人不同的心理状况，帮助病人理清思路，让患者认清自己实际面临和将要面临什么、真正想要什么，从专业和理性的角度提出医生的建议。关于尊重患者选择的问题，在后面的第八章中还会再进行讨论。

每次就诊，都是医患之间的缘分

　　我们已经知道，病人不是一台出现故障的机器，病人首先是一个人。疾病除了解剖学、病理生理学表现这样的生物意义上的异常之外，同时还会牵涉病人心理和社会关系的各种变化，病人对治疗方案的最终选择，"与他们的生命哲学一致"，是病人人生观、价值观的一个体现。因此，医生在看病的时候，远不像是调试机器那么简单，实际上是人与人之间的沟通和交流。同样，看病的医生也不是电脑，而是一个人，既然是沟通，那么就应该是双方的，看病的过程，就不仅仅是病人生命哲学的体现，同时体现了医生的生命哲学。

　　教科书和诊治指南在诊疗方面其实给了医生很大的空间，而且诊治指南制订的时候，也在强调供临床医生参考，具体问题需考虑不同患者的具体情况，强调个体化治疗。比如关于重度子痫前期孕妇分娩方式的问题，医学资料的意见："妊娠期高血压疾病患者，如无产科剖宫产指征，原则上考虑阴道试产（II-2B）。但如果不能短时间内阴道分娩、病情有可能加重，可考虑放宽剖宫产指征。"这里出现了"原则上""可考虑放宽指征"的字眼，实际上就是在给医生临床实践中一定的活动空间。这里其实就是对于风险的权衡：一方面，疾病本身可能会在分娩过程中急剧加重，从而发生诸如胎盘早剥、子痫发作等严重的不良结局；另一方面，剖宫产手术本身也存在相应的手术风险，这就是在权衡哪一个风险发生的概率更大。很遗憾，目前没有相关的数据可供比较，但是，和剖宫产手术相比，阴道分娩时间可能更长，不可控因素更多，因此很多情况下对重度子痫前期的病人，医生可能更倾向于进行剖宫产手术。可以说大多数情况下，按照诊疗规范，对于同一个病人即使是不同的医生也都会做出相同的选择，但也有些情况下，不同的医生会有各自的选择。

我曾经管理过一个重度子痫前期的病人，当时已经近足月临产了，孕妇本人非常希望能够阴道分娩。这时候，病人的态度已经很明确了，在完全了解各种风险的情况下，她还是要求选择阴道分娩。既然已经临产了，那么，按照诊疗原则，她是可以进行阴道试产的，前提条件是可以在"短时间内分娩"。但是产程进展的过程是完全无法预知的，医生完全无法预测是孕妇先把孩子生出来了还是病情先加重了。"短时间内"本身就是一个非常不精确的描述，而预计孕妇是否可以短时间内结束分娩，又是一个非常主观的评估。所以此时医生也有选择：他可以认为孕妇短期内很难经阴道分娩，根据原则可以放宽剖宫产指征，然后继续劝说病人和家属接受手术；他也可以同意孕妇的要求，让她试产——但是，当医生做出后一个选择的时候，是要承担巨大的风险的，因为如果在分娩结束前病情就急剧加重，发生严重后果，那么医生可能会面临评估失误的指控。当时我是同意了孕妇的要求，在充分告知风险签字之后，给了她阴道试产的机会。对于我来说，这就是进了一个下注很大的赌局。结果我还算幸运，孕妇产程进展很顺利，进入第二产程后，我就使用产钳助产结束了分娩。

虽然结局还是挺不错的，但是在整个产程管理过程中，我都承受着巨

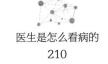
大的压力，精神高度紧张，生怕下一刻会发生点什么。孕妇经历着一次阴道分娩，我同样也在经受着煎熬。后来和一位我很尊敬的前辈说起这个事，她说你胆子挺大，运气也还算不错，只是如果再多干几年，碰上一次结局不好的，恐怕就不敢再做这种事了。我相信她说得没错！

另外，医生对于文献数据的理解，也会影响医生对待疾病和治疗的态度。比方说一个癌症的病人进行手术可以提高患者的生存率，一种说法是"生存率可以从15%提高到45%"，另一种说法是"虽然生存率不高，但是手术后可以使生存率提高3倍"。和前者的数值相比，后者具有比较的"提高3倍"的生存率显然更具吸引力。此时，如果医生的着眼点在前者，可能会认为生存率即使提高，也不到50%，是一种偏悲观的态度；而如果着眼点在后者，那么可能就会相对偏乐观，更倾向于推荐患者接受手术。因此，即使面对相同的疾病和治疗方案，不同的医生在感知上也是存在差异的，这同样也会影响病人最终治疗方案的决策。

就医过程是医生病人互动的过程，所以，除了病人的价值观，也会体现医生的人生观、价值观。就医的过程中，医生并不是一个简单提供专业支持的一个冷面判官，并不会将信息提供给病人之后仅做冷眼旁观，从某种程度上讲，虽然最终选择权在患者，而医生才是真正的主导者。医生在做出决策选择的时候，除了医学原则之外，不同医生的个性和对不同事物的理解，同样也会影响他们对治疗方案的选择。可以说，每次就诊，其实都是医患之间的一次缘分。

后 记

诸行无常、诸法无我、涅槃寂静。

——佛教三法印

当了这么多年的医生，见识过病人或者家属或者其他医学外行们对医学的各种误解。之所以把他们对医学的理解定义为"误解"，前提其实就是认为我自己对医学的理解就是"正解"，所以才会大言不惭地去批评别人"误解"。这话听起来确实有点不够谦虚，或许应该改为外行和医生之间对医学理解的分歧。不过想想还是大言不惭了，即使是在同行之间，对于医学的理解也会有所不同，我怎么就能代表了"医生"的理解了呢? 所以，比较准确一点的表述应该是，我和某些外行之间对医学理解的分歧。

在高中毕业的时候，我也是一个外行，但是从医学院毕业之后，我就成了一名医生，可以说，是医学教育促成了我很多观念上的改变，让我在一些医学问题上和外行们产生了分歧。那么，我从医学教育中获得了什么，从而让我的观念产生了如此巨大的改变?

可以明确的是，医学院的课程教育，仅仅负责医学相关专业知识的传授和简单实践，并不负责其他观念的灌输。而正是对医学专业知识和临床问题处理原则的学习，促成了我现在"医学观"的形成。就好像一名法学生在进入法学院学习之前一样，对法律的认识可能还只是"包龙图打坐开封府"，除贪官，清君侧；到毕业之后，他们对法律的认识肯定会有所改变，除了装满了一脑子的法律条文，他们还清楚某件事可能并不适合法律途径，或者不该用这种态度来看待某个法律事件。除了律师以外，建筑师、工程师等都是一样，这些专业人员和外行的区别，除了满脑子的专业知识之外，肯定还有相应的"专业观"的区别。

那么，我从医学教育中获得了哪些"医学观"的认识呢？我想最重要的一条，就是对医学"不确定性"的认识。

对不确定性最简单的认识，可能就是抛一枚银币，不能确定地说出它的哪一面朝上，或者不能确定地说出明天到底下不下雨。但是，随着对医学专业知识的学习，这种对不确定性的认识会不断地深化，而且，这种深化的方向是一种结果导向的。

其实说起不确定性，根本不是什么新鲜玩意儿，要想了解它，大可不必在医学专业知识中去体会。研究概率的数学家们，老早想出了各种公式，以计算分析各种各样的概率。但是，和医学问题的不确定性相比，这些理论上的东西实在是太微不足道了，概率的理论远没有能力解决各种医学问题。

医学的不确定性，不仅仅是结论性的，从获取信息的那一刻起就已经开始了。医生解决问题所需的各种临床信息——病史、体征、各种辅助检查结果，全部都充满了不确定性。病史本身就是主观的，可能充满了各种怪异、模糊的症状，病人描述起来也经常语焉不详。例如询问病人病情：

"有什么不舒服吗？"

"我肚子难受。"

"那么是怎么难受呢？是痛吗？"

"说不上来，就算是痛吧。"

"怎么个痛法？绞痛还是胀痛？或者是刀割样的痛？"

"都不是，就是难受。"

现实中又何止如此呢。体格检查也远没有外行们想象得那么"客观"。如果说症状是病人的主观，那么体格检查就是医生的主观。可以造成医生检查错误的因素包括（但不限于）：被检查者疾病本身体征的含糊程度，进行检查的条件（比如光线），医生自己的身体状态甚至情绪状态，医生在检查前对检查结果的预期，曾做过同样检查的同行的影响。从这些主观的信息上，你又能期待获得怎样的客观数据来进行分析呢？

再来说说辅助检查吧。虽然这是最接近客观的东西，但是，国内外几乎所有的医学教科书都告诫说，不要过于依赖辅助检查结果，它只能提供证据或者线索，不能代替医生的判断——机器可能比人更不靠谱。

如此主观和粗糙的方式获得了这些不确定的临床信息，却要像对待机器一样，生硬地套上那些所谓的规范流程和教条。你觉得这就是最好的方式吗？后来我明白，这确实是最好的方式——在打官司或者报销的时候。在这些时候，我们需要的不是医学，我们只需要规范的流程和教条！同时，这些死板的流程也成为医生的避风港——当你面对治疗失败的时候，只要是按照流程来的，医生就可以安慰自己：没办法，规范上就是这样的，这不是我的错。事实确实如此，**没有一名正常的医生希望自己医治的病人死去，这种失败的挫折感实在对人打击太大**。但是医学的发展又是如此缓慢，如果医生没有一个心灵上的避风港，让他们的内心长期处于一种忏悔和自我谴责的负性状态下，那么那些倾听医生忏悔的神父都会崩溃的！医生必须为自己的良心找一个理由。

跑题了，继续回过头来说不确定性。

医学上的临床决策过程，就是一个在不确定的条件下要作出明智的决策的过程。这是一种比较书面的说法，用通俗的说法就是，临床决策的过程就是一种"赌博"。只是临床工作者会做大量的研究，以尽可能地在赌博中多赢几把。而以人类的智慧，到目前为止，可能获得最大赢面的方法，估计就只有理性思维这一种了。

这里的理性思维，指的是对临床决策的过程思考的合理化。有人说不用说得这么麻烦，理性不就是科学吗？医学要科学不就是循证医学吗？做临床试验获得证据不就行了嘛！说这话的人并没有理解什么是决策的理性。科学是理性的过程，但理性的并不只有科学。其实，医学上临床决策的理性过程，就是科学以外的理性思维。它强调的不是决策证据的科学性，而是决策过程的理性。

有研究显示，当对不确定性进行评价时，我们倾向于低估我们的无知，而认为我们知道的比实际更多——我们常常过于自信。而医学专业的训练，则恰恰是在不断地强调自己的无知，让我们更加了解自己的无知，从而减轻这种过于自信的倾向。

所以，理性要求我们首先要认清自己，知道自己的分量，看清自己的局限，了解自己的赌注，然后就是持一种怀疑的态度。假如面对种种不确定性，你认为依据是"科学的"，就对其笃信不移，那这种决策的本身就是一种盲目的迷信，就是不理性的。我们知道，科学的结论是通过试验获得的，但是，在医学上，我们很少用"证实"（proven）一词来形容试验结论，而是用"经试验验证"（tested），就是说，经试验验证的不等于就是被证实的，不容置疑的。即使是经过科学的试验获得的结论，也照样有怀疑它的理由，这就是医学上的不确定性。

我在"知乎网站"上回答了不少与医学健康相关的问题，除了就事论事之外，也一直在强调医学的不确定性。但是在网站上回答的问题都是零散的，相互间缺乏联系，没法做到系统化的描述。所以，我从医生诊疗的思路出发，从遵循的最基本的原则说起，写成这本书。但囿于个人能力，无论是在医学造诣还是文字功底上，恐怕都很难达到一个比较理想的水准，唯有希望读者读过之后对医学能有大体上的了解，从而也对医生的判断和决策多一些理解。如果它还能使读者增加一分对自然的敬畏，那更将是我无上的荣幸。

最后，就以罗曼·罗兰的一句话来作为结束吧：

"生活中只有一种英雄主义，那就是在认清生活真相之后依然热爱生活。"